오늘부터
술을

줄이겠습니다!

今日から減酒！お酒を減らすと人生がみえてくる
© Jo Kuramochi 2022
Originally published in Japan by Shufunotomo Co., Ltd
Translation rights arranged with Shufunotomo Co., Ltd.
Through BC Agency

오늘부터
술을

줄이겠습니다!

구라모치 조 지음 | 최화연 옮김

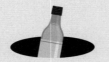

마셔볼 만큼 마셔본 자를 위한
기적의 금주·절주 비법

보누스

술이 당신을 지배하고 있지 않습니까?

절주하면 좋은 점 14가지

절주를 지속하는 14가지 방법

절주·금주를 도와주는 병원 찾기

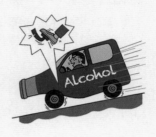

절주
성공담

나는 이렇게 줄였습니다

가능하면 금주! 구체적 방법은?

금주
성공담

나는 이렇게 끊었습니다

가족의 도움이 필요합니다

절주·금주 성공을 위한 '깨달음'

주종별 순 알코올 함량표

술의 종류(용량)	순 알코올양	음주량
캔맥주(350ml)	15g	1.5 표준잔
캔맥주(500ml)	20g	2 표준잔
청주 1홉(180ml)	20g	2 표준잔
위스키 더블 1잔(60ml)	20g	2 표준잔
위스키 1병(750ml)	240g	24 표준잔
와인 1잔(120ml)	13g	1.3 표준잔
와인 1병(700ml)	80g	8 표준잔
알코올 함량 7% 캔 칵테일 또는 하이볼(350ml)	20g	2 표준잔
알코올 함량 7% 캔 칵테일 또는 하이볼(500ml)	30g	3 표준잔
알코올 함량 9% 캔 칵테일 또는 하이볼(350ml)	25g	2.5 표준잔
알코올 함량 9% 캔 칵테일 또는 하이볼(500ml)	36g	3.6 표준잔
25도 소주(50ml)	10g	1 표준잔
25도 소주(100ml)	20g	2 표준잔

※ 표준잔은 술의 종류 또는 잔의 크기에 상관없이 음주량을 측정하기 위한 기준 단위로 국가별·기관별 기준이 다릅니다. 보건복지부에서는 음주폐해예방 실행계획(2018)에서 순 알코올양 7g을 1 표준잔으로 정의했으며, 대한가정의학회 알코올 연구회 가이드라인에서는 순 알코올양 14g을 1 표준잔으로 정의합니다. 세계보건기구(WHO)는 순 알코올양 10g을 1 표준잔으로 정의합니다.

알코올 사용 장애 간이 선별 검사 AUDIT-C
(Alcohol Use Disorders Identification Test-Concise)

알코올 사용 장애 간이 선별 검사는 1982년 세계보건기구(WHO)가 개발한 AUDIT (Alcohol Use Disorders Identification Test)검사 방법을 간략하게 줄였습니다. 이는 음주 습관의 위험도를 파악하는 데 활용되며, 세계적으로 가장 널리 사용되는 검사 방법입니다.

아래의 세 가지 질문을 읽고 현재 자신의 상태와 가장 가까운 답을 골라보세요. 본인의 음주 습관을 확인할 수 있습니다.

[Q1] 술을 얼마나 자주 마십니까?

0점   전혀 마시지 않는다
1점   한 달에 1회 이하
2점   한 달에 2~4회
3점   일주일에 2~3회
4점   일주일에 4회 이상

[Q2] 술을 마실 때는 보통 몇 잔을 마십니까?
→ 11쪽 표를 참고하세요.(1 표준잔 = 순 알코올양 10g)

0점   1~2잔
1점   3~4잔
2점   5~6잔
3점   7~9잔
4점   10잔 이상

[Q3] 술을 한 번에 6잔 이상 마실 때가 얼마나 자주 있습니까?

0점　　　없다

1점　　　한 달에 1회 미만

2점　　　한 달에 1회

3점　　　일주일에 1회

4점　　　매일 또는 거의 매일

합계　　　　　　　점/12점

남성 6점 이상·여성 4점 이상 → 알코올 사용 장애가 우려되는 수준
※ 출처: Bush K. et al, The AUDIT alcohol consumption questions(AUDIT-C) (1998)

Q1 → 음주 빈도를 확인합니다.

주 2~3회 음주하는 사람은 3점, 주 4회 이상 음주하는 사람은 4점입니다.

Q2 → 평소 음주량을 확인합니다.

세상에는 각양각색의 술이 있습니다. 이 질문에서는 술에 포함된 순 알코올양 10g을 1 표준잔으로 계산합니다. 11쪽 표를 참고하세요.

　예를 들어, 병맥주 300ml(=1.5 표준잔)를 2병 마시는 사람은 3잔 정도 마시는 것이므로 1점, 알코올 함량이 9%인 캔 칵테일 또는 하이볼 350ml(=2.5 표준잔)를 2캔 마시는 사람은 5잔을 마시는 것이므로 2점입니다.

Q3 → 폭음 빈도를 확인합니다.

AUDIT-C에서는 한번에 술을 6잔 이상 마신 날을 '폭음한 날'로 계산합니다. 취한 상태와 관계없이 술을 6잔 이상 마신 날의 빈도를 확인합니다. 주말마다 와인 1병을 4분의 3(=6 표준잔) 이상 마신다면, 주 1회 폭음하므로 3점입니다.

국가별로 기준에 다소 차이가 있으나 일본에서는 AUDIT-C 총점으로 남성은 5점 이상, 여성은 4점 이상이면 알코올 의존증을 포함한 알코올 사용 장애일 가능성이 크다고 판단합니다.

한국은 AUDIT-C 총점으로 8점 이상이면 문제 음주, 9점 이상이면 알코올 사용 장애, 11점 이상이면 알코올 의존으로 판단합니다.

금주가 안 된다면 '절주'하시죠

술 때문에 불안한가요?

"요즘 들어 자꾸 과음하게 된다."

"연일 계속된 음주로 간이 쉴 틈이 없다."

"술에 취해 무슨 일이 있었는지 기억나지 않을 때가 있다."

"술에 취할 때마다 실수를 저지르거나 사고를 일으킨다."

남의 일 같지 않나요? 마음이 불편한가요?

이 책을 펼친 것만으로도 당신이 음주 습관에 대해 걱정하고 있다는 사실을 알 수 있습니다.

2018년 세계보건기구는 '알코올의 유해 사용에 따른 세계 사망자 수'가 2016년, 약 3백만 명에 이르렀다고 발표했습니다. 이는 당뇨병, 결핵, 에이즈에 따른 사망자보다 많은 수로 세계 전체 사망자 수의 5.3%에 해당합니다.

2018년 일본의 후생노동성은 음주에 따른 연간 사망자가 약 3만 5천 명에 달하는 것으로 추정했습니다. 또 다른 사회 문제인 자살 사망자 수를 한참 웃도는 수치입니다. [우리나라 통계청의 2022년 사망 원인 통계에 따르면 알코올 관련 사망자 수는 총 5,033명으로 1일 평균 13.8명에 달합니다. 전년 대비 105명이 증가한 수치입니다.]

술을 마시려고 변명한다

몸에 해로운 줄 알면서도 끊을 수 없는 것이 술입니다. 술은 강력한 의존성 약물(27쪽 참고)이기 때문입니다. 의존성 약물은 '신경전달물질'이라고도 하며, 뇌에 직접 작용하여 쾌락 물질인 도파민을 만들어냅니다. 우리가 술로 얻은 쾌감은 뇌에 기억되어 판단력을 둔하게 만듭니다.

"술이 몸에 해롭다는 것은 알지만 나는 그렇게 심한 수준으로 술을 마시는 건 아니다."
"회식 자리에서 술을 마시지 않으면 분위기를 망칠 수도 있으니 마실 수밖에 없다."
"내일도 힘내서 열심히 일하려면 술을 마시고 푹 자야 한다."

이렇게 변명을 하면서 무의식중에 술에 매달리고, 자신도 모르는 사이 술에 지배당하고 맙니다. 술을 마시는 사람이라면 누구나 과도하게 알코올에 의존할 위험이 있다는 사실을 꼭 기억해야 합니다.

'금주'만이 정답은 아니다

지금까지 알코올 의존증을 치료하는 주된 방식은 '금주', 즉 술을 끊는 것이었습니다. 금주는 글자 그대로 술을 끊고, 술을 한 방울도 마시지 않는 것을 뜻합니다. 술은 강력한 유해 물질이므로 가장 좋은 방법은 단연 금주겠지요.

다만, 알코올은 문화에 뿌리 깊이 자리 잡고 있습니다. 사회생활을 하면서 술과 완전히 거리를 두기란 불가능에 가까울지도 모릅니다. 또 알코올 의존이라 해도 다 같은 건 아닙니다. 사람마다 알코올 의존증 예비군, 알코올 의존증 전 단계, 초기 알코올 의존증 등 진행 단계가 다릅니다. 모든 사람에게 금주를 권하는 것은 현실적이지 않습니다.

그래서 이 책에서는 '절주'를 제안합니다. 절주는 최근 알코올 문제 치료 분야에서 주목하는 방식입니다.

절주라는 접근법은 1970년대 유럽에서 시작되었습니다. 아직 알코올 의존증에 이르지 않은 고위험군 음주자나 알코올 의존증 예비군, 알코올 의존증 전 단계인 사람에게 단기적으로 절주 교육을 진행하였더니 음주 문제가 개선되었다는 연구 결과가 보고되었습니다. 2013년 세계보건기구는 '알코올의 유해 사용을 가능한 한 줄여 나가기'를 권고하였습니다.

이러한 권고를 수용하여 일본에서도 산업보험이나 지역보험을 적용해 절주 방법을 교육하는 '절주 지도·절주 지원'이 조금씩 확대되고 있습니다.

2010년대에 들어와서는 '알코올 의존증인 사람에게도 절주가 어느 정도 효과가 있다.'고 보는 의견이 있습니다. 물론 금주가 가장 안전한 치료법인 것은 분명합니다. 그러나 도저히 술을 끊지 못하는 사람도 있고, 금주에 거부감을 느껴서 자신의 음주 문제를 외면하는 사람도 있습니다.

이제껏 일본의 알코올 의존증 전문기관에서는 의사 대부분이 금주를 지시했습니다. 이런 이유로 환자 상당수가 진료를 망설였고, 치료의 장벽이 한없이 높았던 것도 사실입니다. 그런데 2017년 일본 국립병원기구 구리하마 의료센터에서 '절주 외래'가 신설되었고, 전국 의료기관으로 확대되었습니다. 현재 '절주 외래'는 임상 연구가 진행되는 단계로 '절주 치료로 음주 문제가 개선되었다.' '절주 치료가 알코올 의존증을 예방했다.' 등 긍정적인 결과가 보고됩니다.

기본적으로 이 책에서는 예방의학 및 상태의 진행 방지 관점에서 절주를 이야기합니다. '의존증까지는 아니지만 자신의 음주 습관에 불안을 느끼는 사람'이라면 이 책을 읽고 '적당한 음주'에 도전해 보기를 바랍니다.

나의 음주 습관은 괜찮은가?

절주를 시작하려면 먼저 현재 자신의 음주 습관과 술을 바라보는 관점을 객관적으로 파악할 필요가 있습니다. 아래에 있는 표를 살펴봅시다. 본래 사람은 이런 식으로 장단점 또는 득과 실을 따져 수지에 맞는 행동을 하려 합니다. 음주도 마찬가지입니다. 그런데 습

음주, 절주, 금주의 장단점

	장점	단점
음주	예 -기분이 좋아진다. -긴장이 풀린다. -기분 전환이 된다. -술자리에서 친구들과 즐거운 시간을 보낸다.	예 -건강을 해친다. -살이 찐다. -숙취가 있다. -가족과 사이가 멀어진다.
절주·금주	예 -건강해진다. -살이 빠진다. -머리가 맑아진다. -가족과 사이가 좋아진다.	예 -기분이 좋아지지 않는다. -긴장이 풀리지 않는다. -기분 전환을 하기 어렵다. -술자리에서 친구와 즐거운 시간을 보낼 수 없다.

알코올 의존의 진행

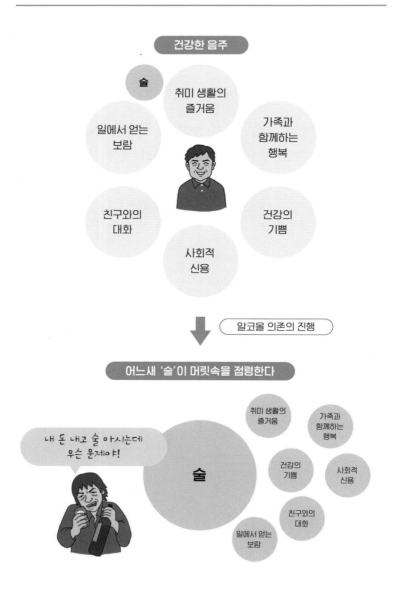

건강한 음주

술
취미 생활의
즐거움
가족과
함께하는
행복
일에서 얻는
보람
친구와의
대화
사회적
신용
건강의
기쁨

알코올 의존의 진행

어느새 '술'이 머릿속을 점령한다

내 돈 내고 술 마시는데
무슨 문제야!

술
취미 생활의
즐거움
가족과
함께하는
행복
건강의
기쁨
사회적
신용
친구와의
대화
일에서 얻는
보람

관적 음주는 쾌감이나 흥분에만 의식이 쏠려 유해성이나 부작용 같은 단점은 의식하지 못하게 만듭니다. 그저 '타성에 젖어' '아무 생각 없이' 술을 찾게 하지요.

술이 주는 기쁨은 위험하다

술은 의존성이 강한 물질이므로 무엇보다 우선순위에 놓이는 경우가 많습니다.

왼쪽 첫 번째 그림에서 볼 수 있듯이, 우리 인생에는 술보다 훨씬 소중한 것들이 많습니다. 가족과 함께하는 행복, 건강의 기쁨, 일에서 얻는 보람, 취미의 즐거움 등이 그러합니다. 술은 인생의 주인공이 아니라 옆에서 보조하는 조연에 지나지 않습니다. 가족, 일, 취미가 주요리라면 술은 여기에 풍미를 더하는 조미료 같은 존재입니다.

그러나 습관적 음주가 반복되면 술이 우선순위가 됩니다. 삶에서 진정으로 중요한 가족, 일, 취미는 어느새 뒷전으로 밀리고 맙니다. 술에 점령당한 뇌는 그 사실을 깨닫지 못하고 술 중심의 왜곡된 사고를 합니다.

알코올 의존이 진행되면 22쪽에서 '음주로 얻는 장점'과 '절주·금주에 따른 단점'만 보이기 시작할 겁니다. '술을 끊는 것은 상상할 수 없다.' '술을 줄이면 사는 낙이 없어진다.'고 생각하며 술에 집착하게 됩니다.

이때 '음주에 따른 단점'은 눈에 들어오지 않습니다. 가족과 멀어지고, 건강이 나빠지고 일에 미치는 영향이 심각해지는데도 전부 '별일 아닌 것'으로 받아들입니다.

'절주·금주로 얻는 장점'도 마찬가지로 눈에 들어오지 않을 것입니다. 세상에는 술 외에도 즐거움이 가득하지만, 술에 찌든 뇌는 술 말고 다른 것을 떠올리지 못합니다. 자신도 모르는 사이에 술이 인생의 가치관을 뒤죽박죽 만들어버리고 맙니다.

정확하고 객관적으로 음주의 장단점을 작성하는 것은 절주를 지속하는 기반이 됩니다. 처음에는 생각보다 칸을 채우기가 어려울

의존이 진행된 후 보이는 음주의 장점과 절주·금주의 단점

	장점	단점
음주	예 －기분이 좋아진다. －긴장이 풀린다. －기분 전환이 된다. －술자리에서 친구들과 즐거운 시간을 보낸다.	
절주·금주		예 －기분이 좋아지지 않는다. －긴장이 풀리지 않는다. －기분 전환을 하기 어렵다. －술자리에서 친구와 재밌는 시간을 보낼 수 없다.

지도 모릅니다. 그래도 괜찮습니다. 절주를 이어가는 동안 '음주에 따른 단점' '절주·금주로 얻는 장점'의 빈칸이 하나둘 채워질 테니까요.

절주는 인지 행동 치료다

절주에는 우울증을 치료하기 위해 주로 시행하는 인지 행동 치료도 포함됩니다. 인지 행동 치료는 자신에게 일어나는 모든 일을 부정적으로 받아들이는 '사고 습관(인지 왜곡)'을 수정하기 위해 훈련과 행동을 반복하는 치료법입니다. 우울증 외에도 공황 장애, 사회 불안 장애, 강박성 장애 등의 증상 완화에 뚜렷한 효과가 확증된 치료로서 전 세계적으로 널리 사용되고 있습니다.

① 술과 알코올 의존에 관한 올바른 지식을 얻는다.
② 술 때문에 왜곡된 사고 습관을 수정하고 객관적으로 판단하는 능력을 회복한다.
③ 의식적으로 술을 마시지 않는 생활 습관을 만들어간다.
④ 절주를 하면서 자신의 생각과 기분이 어떻게 달라지는지 관찰한다.

이와 같은 단계로 치료를 진행합니다. 절주는 오직 의지로만 음주 욕구를 참아내는 것이 아닙니다. '참는 절주'는 단기적으로는 가능해도 오래가지 못합니다. 절주는 그저 참는 것이 아니라, 인지 행동 치료의 관점에서 '과학적인 방법론에 근거해 무리하지 않으면서 적은 음주량을 오래 유지하는 것'입니다.

술은 몸과 마음에
어떤 영향을 미칠까?

술은 '상냥한 악마', 현혹되지 말 것

적당히 마시는 술은 '인생의 파트너'이지만 습관적으로 마시는 술은 자신도 모르는 사이 중독되어버리는 무서운 물질이 됩니다. 술은 어떻게 활용하느냐에 따라 든든한 내 편이 되기도 하고, 만만찮은 적수가 되기도 하는 '상냥한 악마' 같은 존재입니다.

적정 거리를 유지하며 술을 슬기롭게 활용하려면, 술이 몸과 마음에 미치는 영향을 제대로 이해해야 합니다.

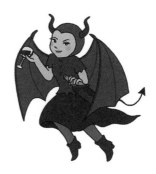

알코올에 쉽게 의존하는 사람

알코올에 쉽게 의존하는 사람의 특징을 살펴보면, 의외로 평소 '성실하고 우수한 사람'이 많습니다.

- 타인을 과하게 배려한다.
- 꼼꼼하고 완벽주의 성향이다.
- 정의감이 강하다.
- 목표를 향해 부단히 노력한다.
- 집중력이 높다.
- 온전한 가정을 꾸리며 산다.
- 성실하게 일한다.
- 일정 기간 금주를 할 수 있다.
- 금주하는 동안 음주 욕구를 전혀 느끼지 않는 사람도 있다.

알코올에 쉽게 의존하는 사람은 남에게 불만을 말하기 어려워하고 혼자 스트레스를 쌓아두는 경향이 있습니다. 그러다 술에 빠지게 되는 것이지요. 그럼에도 유능한 사회인으로서 활약하는 경우가 많습니다. 아직도 많은 사람이 '성격이 반듯하지 못한 사람이 술에 의존한다.'고 오해합니다. 이런 선입견이 알코올 의존의 발견을 늦추어 적절한 치료 때를 놓치기도 합니다.

알코올은 대마보다 의존성이 강한 약물

술은 즐겁고 편하게 마시는 음료로 우리 생활에 깊숙이 자리 잡고 있습니다. 하지만 술은 마약보다 의존성이 강합니다. 28쪽 표를 보면 알코올을 포함한 여러 의존성 약물의 의존 강도를 알 수 있습니다. (+)가 많을수록 의존성이 강한 물질입니다. 알코올의 의존성은 아편보다 약하지만 대마보다 강력합니다. 이는 습관적인 음주를 지속하면 누구나 질병 수준의 알코올 의존증으로 발전할 가능성이 있음을 의미합니다.

우리는 언제든 마트와 편의점에서 쉽게 술을 구할 수 있고, 텔레비전에는 다양한 술 광고가 넘쳐납니다. 이렇게 알코올은 정체를 숨기고 우리 생활 속 깊숙이 침투한 상태입니다. 바로 이런 점이 알코올의 진정한 무서움이 아닐까요.

알코올에 중독되어 막대를 계속 누르는 원숭이

알코올의 의존성과 관련해서는 붉은털원숭이 실험이 널리 알려져 있습니다.

① 붉은털원숭이가 막대를 누르면 의존성 약물이 점적 주사로 원숭이의 혈관에 주입된다.

② 막대를 1회 눌러 약물이 주입되면 다음에는 2회 눌러야만 약

주요 의존성 약물의 의존 강도와 증상

+, −, 0은 유무 또는 상대적 강도를 나타냄

중추신경 억제 계열

약물 유형	정신 의존	신체 의존	내성 형성	주된 금단 증상
아편류 (모르핀, 헤로인 등)	+++	+++	+++	동공 산대, 눈물, 콧물, 구토, 복통, 설사, 초조, 괴로움
바르비튜레이트계	++	++	++	불면, 떨림, 경련, 섬망
알코올	++	++	++	식은땀, 불면, 우울, 떨림, 메스꺼움, 구토, 경련, 섬망
벤조디아제핀계 (항불안제, 수면제 등)	+	+	+	불안, 불면, 근육 떨림, 경련, 섬망
유기용제 (시너, 톨루엔 등)	+	±	+	불안, 초조, 불면, 떨림
대마 (마리화나, 하시시 등)	+	±	+	불안, 초조, 불면, 떨림

중추신경 흥분 계열

약물 유형	정신 의존	신체 의존	내성 형성	주된 금단 증상
코카인	+++	0	0	탈진, 우울, 초조, 졸음 과다, 식욕 항진(반동 현상)
암페타민 (각성제, MDMA 등)	+++	0	+	탈진, 우울, 초조, 졸음 과다, 식욕 항진(반동 현상)
LSD	+	0	+	미상
니코틴	++	±	++	불안, 초조, 주의 산만, 졸음 과다, 식욕 항진

[섬망: 정신 능력에 장애가 생겨 사고에 혼란이 일어나 환경을 제대로 인식하지 못하는 상태]

※ 자료: 와다 키요시 저, 『의존성 약물과 남용·의존·중독』(2011)에서 인용.

물이 주입된다. 그다음에는 4회 눌러야 약물이 주입되는 식으로 주입되기까지 과정이 점점 어려워진다. (비율 누진 실험)

③ 의존성 약물의 종류를 바꿔가며 실험한다. 해당 약물의 주입을 포기할 때까지 막대를 총 몇 번 누르는지 횟수를 비교한다.

④ 막대를 누르는 횟수가 많을수록 해당 약물의 의존성이 강하다고 판단한다.

붉은털원숭이가 약물 A를 얻기 위해 막대를 8회 누르고, 약물 B를 얻기 위해서는 막대를 64회 눌렀다면, 약물 B가 약물 A보다 의존성이 강하다고 판단합니다. 약물의 의존성이 강할수록 붉은털원숭이는 그 약물을 더 원하며 엄청난 기세로 막대를 누릅니다. 그중에는 먹이나 물도 섭취하지 않고 계속 막대를 누르는 원숭이, 경련 발작을 일으켜 정신을 잃었다가도 눈을 뜨자 다시 막대로 향한 원숭이, 막대를 누르던 중 심장 발작을 일으켜 숨이 끊어진 원숭이도 있었습니다. 말 그대로 목숨보다 그 물질을 원하는 마음이 더 컸던 것이지요.

30쪽 표에서 알 수 있듯이 붉은털원숭이는 알코올을 얻기 위해 막대를 1,600회에서 6,400회 눌렀습니다. 이 수치는 니코틴을 한참 웃돌고 모르핀이나 코카인과 비슷한 수준입니다. 알코올이 얼마나 의존성이 강한 물질인지 여실히 드러나는 실험 결과입니다.

2010년 세계적으로 가장 권위 있는 의학잡지 《란셋(Lancet)》에

붉은털원숭이가 약물 주입을 포기할 때까지 막대를 누른 횟수*

약물명	횟수
생리식염수	0회
디히드로코데인(진해제)	950회~1,900회
디아제팜(항불안제)	950회~3,200회
니코틴(담배)	1,350회~2,690회
암페타민(각성제)	1,350회~2,690회
펜타조신(진통제)	1,350회~3,810회
알코올	1,600회~6,400회
모르핀	1,600회~6,400회
코카인	1,600회~6,400회

*비율 누진 실험

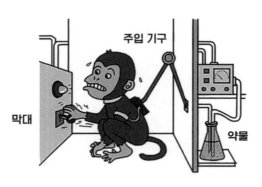

※ 자료: 야나기타 도모지 저, 「약물 의존 연구-정신 의존을 중심으로」, 『일본약물학잡지』(1992)에서 인용.

알코올의 유해성에 관한 흥미로운 연구 결과가 실렸습니다. 이것은 영국 연구팀이 발표한 논문으로, 여러 의존성 약물을 '약물 사용자에게 미치는 유해도'와 '타인에게 미치는 유해도'로 나누어 분석하여 비교한 것입니다.

연구 결과, 알코올은 헤로인과 크랙 코카인뿐만 아니라 각성제인 메스암페타민(필로폰) 등을 제치고 모든 의존성 약물 중에서 '유해도가 가장 높은 것'으로 나타났습니다.

또한 '약물 사용자에게 미치는 유해도'는 헤로인보다 낮았지만, '타인에게 미치는 유해도'가 다른 약물보다 월등히 높았습니다. 알코올을 과도하게 섭취한 사람은 주변 사람에게 폭언과 폭력을 하고, 음주 운전으로 인명 사고를 일으키기도 합니다. 이렇듯 알코올은 타인에게 심각한 피해를 줄 수 있습니다. 알코올이 유해도가 가장 높은 것으로 나타난 것은 어쩌면 당연한 결과인 셈입니다.

알코올 의존은 '브레이크가 망가진 자동차'

알코올 의존은 '음주 브레이크가 망가진 자동차'와 같습니다. 술을 많이 마실수록 알코올이 뇌 속에 작용하면서 '음주 브레이크'가 손상됩니다. 현대 의학으로는 망가진 '음주 브레이크'를 원상태로 되돌릴 수 없습니다. 알코올 의존은 만성 진행성으로 비가역적인 '알코올 사용 장애'입니다.

의존성 약물의 유해도 비교

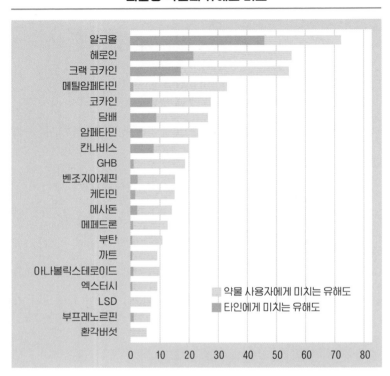

알코올
헤로인
크랙 코카인
메틸암페타민
코카인
담배
암페타민
칸나비스
GHB
벤조지아제핀
케타민
메사돈
메페드론
부탄
까트
아나볼릭스테로이드
엑스터시
LSD
부프레노르핀
환각버섯

0 10 20 30 40 50 60 70 80

■ 약물 사용자에게 미치는 유해도
■ 타인에게 미치는 유해도

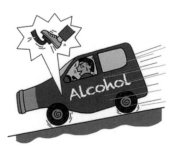

※ 자료: Nutt, D. J., King, L. A., Phillips, L. D. et al; Drug harms in the UK: A multicriteria decision analysis. The Lancet, 376(9752), 1558-1565, 2010에서 인용 수정.

그런데 알코올 의존증인데도 술을 마시지 않을 때는 강렬한 음주 욕구를 느끼지 않고 평소처럼 지내는 사람도 있습니다. 이렇듯 알코올 의존증 초기에는 '음주 브레이크'가 망가졌지만 안전하게 운행 중인 것처럼 보입니다.

하지만 의존이 진행될수록 차는 폭주를 반복합니다. 술을 마시기 시작하면 가속으로 과음 로드를 질주합니다. 특히 연인 또는 배우자, 마음 편한 친구와 술을 마실 때 폭주가 일어나기 쉽습니다.

알코올 사용 장애는 알코올 의존과 알코올 남용으로 분리되며, 의존이라고 해서 중독 수준이 낮은 것은 아닙니다. "1년 동안 금주를 하며 술을 안 마셔도 아무렇지 않았다. 내가 알코올 의존일 리가 없다."라고 주장하는 사람이 많습니다. 하지만 알코올 의존은 술을 매일 마시는 사람이 아닙니다. '술을 조절하기가 점차 어려워지는 사람'입니다.

34쪽에 있는 그림은 알코올 의존이 어떤 식으로 진행되는지 보여줍니다. 과도한 음주 여부는 '의지력'과 '음주 욕구'라는 두 가지 요소의 역학 관계로 결정됩니다. 의지력으로 음주 욕구를 억누르는 시기도 있지만, 알코올 의존이 진행됨에 따라 폭음 횟수가 증가합니다. 이를 '연속 음주'라 합니다.

일정 기간 금주를 하고 다시 연속 음주에 빠지는 상태를 반복하는 것을 '산형 음주 사이클'이라고 합니다. 알코올 의존인 사람은 일정 기간 금주하더라도 한번 술을 마시면 쉽게 멈추지 못합니다.

알코올 의존의 진행 과정

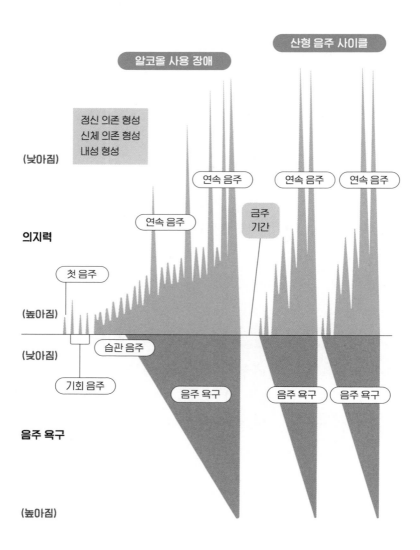

알코올 의존의 다양한 증상

'알코올 의존=알코올 사용 장애'라고 이해하면 증상을 파악하는 데 도움이 됩니다. 알코올 사용 장애가 '1차 증상', 그로 인해 발생하는 문제가 '2차 증상'입니다. 발생하는 문제는 개인의 특성과도 관련이 있어 사람마다 차이가 있습니다.

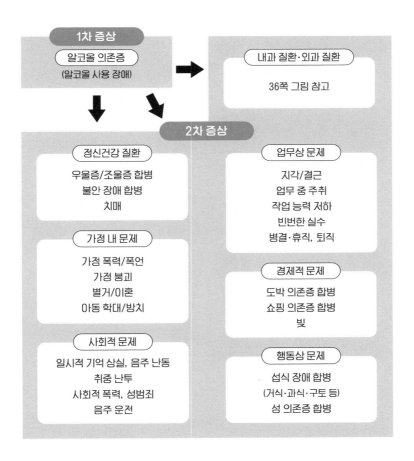

알코올과 관련된 내과 질환·외과 질환

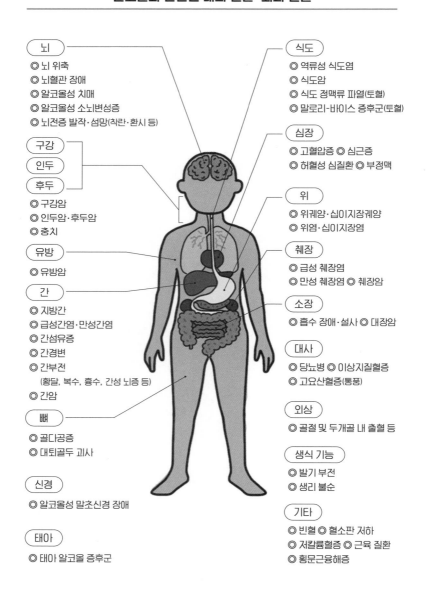

뇌
◎ 뇌 위축
◎ 뇌혈관 장애
◎ 알코올성 치매
◎ 알코올성 소뇌변성증
◎ 뇌전증 발작·섬망(착란·환시 등)

구강
인두
후두
◎ 구강암
◎ 인두암·후두암
◎ 충치

유방
◎ 유방암

간
◎ 지방간
◎ 급성간염·만성간염
◎ 간섬유증
◎ 간경변
◎ 간부전
  (황달, 복수, 흉수, 간성 뇌증 등)
◎ 간암

뼈
◎ 골다공증
◎ 대퇴골두 괴사

신경
◎ 알코올성 말초신경 장애

태아
◎ 태아 알코올 증후군

식도
◎ 역류성 식도염
◎ 식도암
◎ 식도 정맥류 파열(토혈)
◎ 말로리-바이스 증후군(토혈)

심장
◎ 고혈압증 ◎ 심근증
◎ 허혈성 심질환 ◎ 부정맥

위
◎ 위궤양·십이지장궤양
◎ 위염·십이지장염

췌장
◎ 급성 췌장염
◎ 만성 췌장염 ◎ 췌장암

소장
◎ 흡수 장애·설사 ◎ 대장암

대사
◎ 당뇨병 ◎ 이상지질혈증
◎ 고요산혈증(통풍)

외상
◎ 골절 및 두개골 내 출혈 등

생식 기능
◎ 발기 부전
◎ 생리 불순

기타
◎ 빈혈 ◎ 혈소판 저하
◎ 저칼륨혈증 ◎ 근육 질환
◎ 횡문근융해증

일, 가족, 건강을 잃어버리는 '알코올 의존증'

알코올 의존이 진행될수록 폭음과 연속 음주에 따른 여러 문제가 발생합니다. '알코올 의존증' 단계에 이르면 일, 가족, 건강, 사회적 신용을 잃고 인생을 술에 빼앗기고 맙니다.

알코올 의존증의 끝에는 죽음이 기다립니다. 알코올 의존증 환자의 평균 수명은 52세로 알려져 있습니다. 사망 원인은 대체로 다음과 같습니다.

- 간 기능 장애 등 신체 질환
- 급성 심부전 등 돌연사
- 만취 중 불의의 사고

이 밖에 자살 빈도가 높다는 보고도 있습니다.

'알코올 사용 장애'의 정도를 확인하는 체크리스트

이쯤에서 '대체 어디서부터 어디까지가 알코올 의존증인가?' 하고 궁금한 분이 많겠지요. 결론부터 말하자면 '알코올 의존증'의 경계는 매우 불분명합니다. 알코올의 약리 작용으로 뇌의 '음주 브레이크'가 조금씩 망가지면, '약간 뻑뻑한 브레이크'에서 '거의 작동하지 않는 브레이크'가 됩니다. 연속적으로 손상이 진행되기 때문입니다.

알코올 의존 진행 과정에 따른 여러 문제

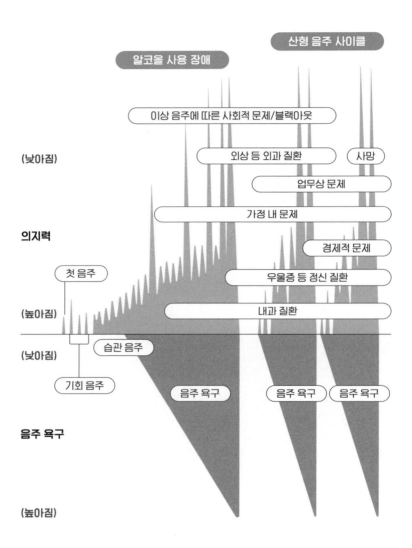

최근 미국 정신의학계에서는 '알코올 의존증'이라는 명칭을 쓰지 않고, 경증부터 중증까지 포괄해 '알코올 사용 장애'로 보고 심각한 정도를 세 단계로 분류합니다.

미국 정신의학계에서 발표한 알코올 사용 장애 진단 기준을 살펴보겠습니다. 아래 11가지 항목 중 본인은 몇 개의 항목에 해당하는지 체크해 보기 바랍니다.

① 술을 마실 때 계획보다 더 많은 양을 마시게 된다. 또는 긴 시간 술을 마시게 된다.

② 술을 줄이거나 끊고 싶다고 늘 생각한다. (그렇지만 좀처럼 술을 줄이거나 끊을 수 없다.)

③ 술을 마시는 시간이 길어지고, 술이 깰 때까지 걸리는 시간도 한참 걸린다.

④ 지금 당장 술을 마시고 싶다는 강한 욕구가 들 때가 있다.

⑤ 반복적인 음주 때문에 직장이나 가정에서 해야 할 역할을 제대로 수행하지 못한다.

⑥ 술 때문에 인간관계에서 문제가 발생했음에도 불구하고 술을 계속 마신다.

⑦ 술을 마시기 위해 해야 할 일이나 좋아하는 취미 등을 등한시한다.

⑧ 음주 운전 같은 위험한 행동을 반복하면서도 술을 계속 마신다.

⑨ 술로 인해 간 기능 장애 등 내과 문제나 우울증 같은 정신 문제가 발생한 상태임을 어렴풋이 인지하면서도 술을 계속 마신다.

⑩ 처음 술을 마셨을 때보다 술이 세졌다.

⑪ 술을 마시지 않으면 잠들기 어렵거나 금단 증상이 나타난다. 또는 금단 증상이 나타나지 않도록 술을 계속 마신다.

[진단]

2~3항목   ······ 경증 알코올 사용 장애

4~5항목   ······ 중등도 알코올 사용 장애

6항목 이상   ······ 중증 알코올 사용 장애

'2항목 이상에 해당한다고 알코올 사용 장애로 진단하면, 술을 마시는 사람 대부분 이에 해당하지 않나?'라는 의문이 생길 겁니다. 하지만 그 진단이 맞습니다. 알코올 의존증을 포함한 알코올 사용 장애는 많은 사람에게 해당하는 보편적 질환이기 때문입니다.

술이 당신을
지배하고 있지 않습니까?

알코올 의존증과 개미지옥

42쪽 그림은 알코올 의존의 진행 모습을 '개미지옥'에 빗대어 나타냈습니다. 음주를 습관적으로 지속하는 사람은 누구나 개미지옥에 빠져 점점 더 깊은 곳으로 떨어져버릴 가능성이 있습니다.

그림에서는 이해하기 쉽도록 4단계로 구분하였으나, 실제 알코올 의존의 진행 단계별 경계는 뚜렷하지 않습니다. 현재 저위험 단계에 있다고 안심할 수는 없습니다. 4단계는 연속적으로 이어져 있어 술을 계속 마시면 점점 아래로 떨어집니다. 정신을 차렸을 때는 이미 빠져나올 수 없는 상태가 되는 거지요.

위험한 음주를 하는 사람은 얼마나 있을까?

왼쪽 그림은 알코올 의존증 발병 위험이 낮은 적정 음주량을 제

알코올 의존 '개미지옥 모델' (부피=인구)

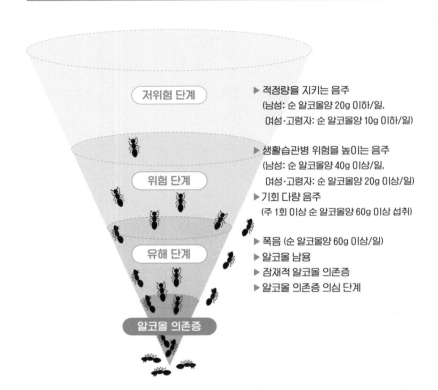

저위험 단계

▶ 적정량을 지키는 음주
　(남성: 순 알코올양 20g 이하/일,
　　여성·고령자: 순 알코올양 10g 이하/일)

위험 단계

▶ 생활습관병 위험을 높이는 음주
　(남성: 순 알코올양 40g 이상/일,
　　여성·고령자: 순 알코올양 20g 이상/일)
▶ 기회 다량 음주
　(주 1회 이상 순 알코올양 60g 이상 섭취)

유해 단계

▶ 폭음 (순 알코올양 60g 이상/일)
▶ 알코올 남용
▶ 잠재적 알코올 의존증
▶ 알코올 의존증 의심 단계

알코올 의존증

적정 음주량(남성 기준)=하루 평균 순 알코올양 20g 이하

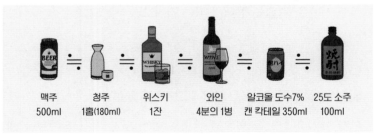

맥주
500ml

청주
1홉(180ml)

위스키
1잔

와인
4분의 1병

알코올 도수7%
캔 칵테일 350ml

25도 소주
100ml

시합니다. 남성의 적정 음주량은 하루 평균 순 알코올양 20g 이하입니다. 반면 알코올 영향을 더욱 쉽게 받는 여성은 남성의 절반인 순 알코올양 10g 이하입니다. 순 알코올양 20g은 맥주로는 500ml 1캔에 해당하는 양입니다.

반면 남성이 하루 평균 순 알코올양 40g 이상 섭취하고, 여성이 하루 평균 순 알코올양 20g 이상 섭취할 때, '생활습관병 위험을 높이는 음주'로 판단합니다.

44쪽 그림을 보면 일본의 음주 인구를 알 수 있습니다. '생활습관병 위험을 높이는 음주'에 속하는 인구는 1,036만 명으로 이는 인구 10명 중 1명꼴입니다.

또한 세계보건기구의 국제질병분류(ICD-10) 기준에 따르면, 일본에서 알코올 의존증을 진단받은 적이 있는 사람은 107만 명으로 추산됩니다. 이 수치는 술을 마실 수 없는 아이와 음주를 전혀 하지 않는 성인을 포함한 일본 인구 100명 중 1명꼴에 해당합니다. 알코올 의존증은 '특수한 사람만 걸리는 특별한 병'이 아니라 우리 주변 가까이에 있는 질병입니다.

한층 상세한 선별 검사

앞에서는 알코올 사용 장애 간이 선별 검사(AUDIT-C)를 진행했습니다. AUDIT-C는 세계보건기구가 개발한 알코올 사용 장애

일본 음주 인구 분포 '알코올 개미지옥 모델' (부피=인구)

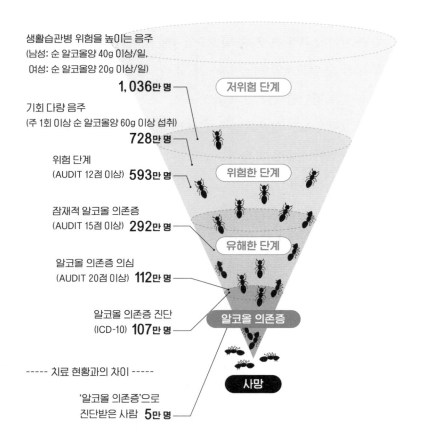

생활습관병 위험을 높이는 음주
(남성: 순 알코올양 40g 이상/일,
 여성: 순 알코올양 20g 이상/일)

1,036만 명 — 저위험 단계

기회 다량 음주
(주 1회 이상 순 알코올양 60g 이상 섭취)
728만 명

위험 단계
(AUDIT 12점 이상) **593**만 명 — 위험한 단계

잠재적 알코올 의존증
(AUDIT 15점 이상) **292**만 명 — 유해한 단계

알코올 의존증 의심
(AUDIT 20점 이상) **112**만 명

알코올 의존증 진단
(ICD-10) **107**만 명 — 알코올 의존증

----- 치료 현황과의 차이 -----

사망

'알코올 의존증'으로
진단받은 사람 **5**만 명

※ 자료: Osaki 등, 『2017년 환자조사(상해 질병 분류편)』(일본 후생노동성)을 토대로 작성.

선별 검사(AUDIT)의 간단한 버전입니다. 정식 AUDIT로는 자신의 음주 상황을 더욱 상세히 파악할 수 있습니다. [국내에서는 한국어판 알코올 사용 장애 진단 검사(AUDIT-K)가 널리 사용됩니다.]

AUDIT는 전 세계 표준으로 사용되는 검사로 총 10개 항목으로 구성됩니다. 46쪽에 알코올 사용 장애 선별 검사(AUDIT)를 담았습니다. 체크해 보기 바랍니다.

결과는 점수화되며 현재 자신의 음주 습관이 얼마나 위험한지 확인할 수 있습니다. 항목마다 점수를 내어 합계 점수로 결과를 판단합니다.

[오른쪽 아래 큐알코드는 한국형 알코올 사용 장애 선별 검사를 할 수 있는 절주온 홈페이지 링크입니다. 참고하기 바랍니다.]

한국형 알코올 사용 장애 선별 검사

알코올 사용 장애 선별 검사 AUDIT

[Q1]
술을 얼마나 자주 마십니까?

0점   전혀 마시지 않는다
1점   한 달에 1회 이하
2점   한 달에 2~4회
3점   일주일에 2~3회
4점   일주일에 4회 이상

[Q2]
술을 마실 때는 보통 몇 잔을 마십니까?

(1 표준잔 ≒ 순 알코올양 10g)

0점   1~2잔
1점   3~4잔
2점   5~6잔
3점   7~9잔
4점   10잔 이상

[Q3]
술을 한 번에 술을 6잔 이상 마실 때가 얼마나 자주 있습니까?

0점   없다
1점   한 달에 1회 미만
2점   한 달에 1회
3점   일주일에 1회
4점   매일 또는 거의 매일

[Q4]
지난 1년간 술을 한번 마시면 멈출 수 없던 때가 얼마나 자주 있었습니까?

0점   없다
1점   한 달에 1회 미만
2점   한 달에 1회
3점   일주일에 1회
4점   매일 또는 거의 매일

[Q5]
지난 1년간 평소라면 할 수 있던 일을 술 때문에 실패한 적이 얼마나 자주 있었습니까?

0점   없다
1점   한 달에 1회 미만
2점   한 달에 1회
3점   일주일에 1회
4점   매일 또는 거의 매일

[Q6]
지난 1년간 술 마신 다음 날 해장술을 마신 적은 얼마나 자주 있었습니까?

0점   없다
1점   한 달에 1회 미만
2점   한 달에 1회
3점   일주일에 1회
4점   매일 또는 거의 매일

[Q7]
지난 1년간 술 마신 후에
죄책감이 들거나 후회를 한 적이
얼마나 자주 있었습니까?

0점　　없다
1점　　한 달에 1회 미만
2점　　한 달에 1회
3점　　일주일에 1회
4점　　매일 또는 거의 매일

[Q8]
지난 1년간 음주 때문에 전날
있었던 일이 기억나지 않았던
적이 얼마나 자주 있었습니까?

0점　　없다
1점　　한 달에 1회 미만
2점　　한 달에 1회
3점　　일주일에 1회
4점　　매일 또는 거의 매일

[Q9]
음주 때문에 자신 또는 주변 사람이
다친 적이 있습니까?

0점　　없다
2점　　있지만 지난 1년간은 없었다
4점　　지난 1년간 있었다

[Q10]
가족이나 친구, 혹은 건강 전문가나
의사가 당신의 음주 습관을 걱정하
거나 금주를 권한 적이 있습니까?

0점　　없다
2점　　있지만 지난 1년간은 없었다
4점　　지난 1년간 있었다

합계　　　　　　　　　　　　　　　　점/40점

알코올 개미지옥에서 당신의 위치는?

오른쪽 표는 AUDIT 점수별 분포를 보여줍니다. AUDIT 검사로 자신의 음주 습관이 얼마나 위험한 상태인지 확인할 수 있습니다. 예를 들어, 본인이 남성이고 총점 15점 이상이면 남성 100명 중 상위 5명(3.1%+2.0%)에 해당합니다. 본인이 여성이고, 총점 11점 이상이면 여성 100명 중 상위 2명(1.1%+0.5%+0.2%)에 해당합니다.

50쪽 그림을 보면, 국가별로 차이는 있으나 점수가 낮을수록 음주 습관이 안전하다는 것을 알 수 있습니다. 알코올 개미지옥에서 현재 당신의 위치는 어디쯤인가요? 모든 치료의 시작은 자신의 상태를 직시하는 것부터 시작됩니다.

- 7점 이하 → 큰 문제가 없는 음주 수준
- 8~14점 이상 → 위험 음주 수준 (알코올 의존증 예비군)
- 15점 이상 → 잠재적 알코올 의존증
- 20점 이상 → 알코올 의존증이 강하게 의심됨

AUDIT 점수별 분포 (남성, 여성)

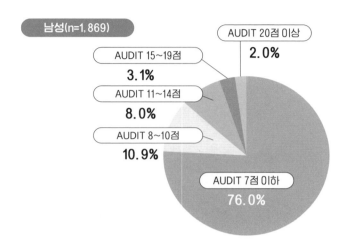

남성(n=1,869)

AUDIT 20점 이상
2.0%

AUDIT 15~19점
3.1%

AUDIT 11~14점
8.0%

AUDIT 8~10점
10.9%

AUDIT 7점 이하
76.0%

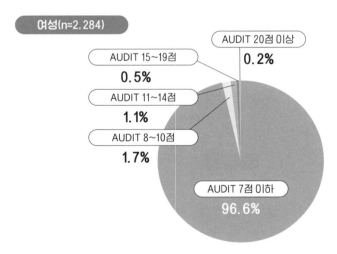

여성(n=2,284)

AUDIT 20점 이상
0.2%

AUDIT 15~19점
0.5%

AUDIT 11~14점
1.1%

AUDIT 8~10점
1.7%

AUDIT 7점 이하
96.6%

※ 자료: 『표준적 건강검진·보건지도 프로그램』(일본 후생노동성), 2018년도판(제3편)에서 인용.

술이 당신을 지배하고 있지 않습니까?

AUDIT 점수별 알코올 개미지옥의 위치

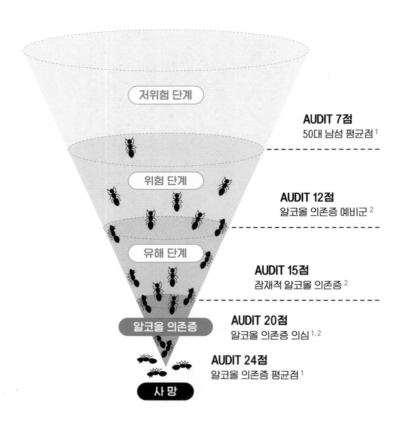

저위험 단계

AUDIT 7점
50대 남성 평균점[1]

위험 단계

AUDIT 12점
알코올 의존증 예비군[2]

유해 단계

AUDIT 15점
잠재적 알코올 의존증[2]

알코올 의존증

AUDIT 20점
알코올 의존증 의심[1,2]

AUDIT 24점
알코올 의존증 평균점[1]

사 망

※1: 히젠정신의료센터 자료에서 인용.
※2: Osaki 등에 의한 보고에서 인용.

자신도 모르는 사이 진행되는 '알코올 의존증'

그저 술을 좋아하고 즐기는 것과 알코올 의존증 사이의 경계는 한순간에 허물어질 수 있습니다. 자신의 음주 경험을 토대로 현재 음주량의 위험 수준을 살펴보겠습니다.

1단계 음주가 습관이 된다

● 처음 마신다 ─ 첫 음주

많은 사람이 10대 후반 또는 20대 초반에 술을 처음 접합니다. 술은 '뭐든지 할 수 있다.'는 만능감, '모든 사람과 마음을 열고 친해질 수 있다.'는 일체감 등을 불러옵니다.

하지만 처음 술을 접하고 익숙해지기 전까지 대체로 술을 마신 다음 날 메스꺼움, 두통, 구토감 등을 느낍니다. 처음부터 알코올 의존증인 사람은 없습니다.

● 가끔 마신다 ─ 기회 음주

술을 전혀 마시지 않는 사람을 제외하고, 대부분은 기회가 생기면 음주를 하게 됩니다. 알코올 의존증은 일반적으로 '습관 음주' 단계를 거치지만(38쪽 참고), 간혹 기회 음주만 하는데도 알코올 의존증으로 이어지기도 합니다.

기회 음주로 인해 기분이 좋아지면 술을 점점 더 많이 마시게 되고, 문제 행동이나 사고를 일으킵니다. 이때 대체로 블랙아웃 현상

(58쪽 참고)을 동반합니다. 예전에는 이런 상태를 '알코올 남용'으로 진단했지만, 저는 '남용형 알코올 사용 장애'로 구분합니다. 주로 다음과 같은 특징을 보입니다.

- 모임을 좋아하고 환영회나 송년회처럼 떠들썩한 자리를 즐긴다.
- 회사에서 '회식을 주도하는' 역할을 한다.
- 자기 전에 술을 마시거나 집에서 술을 마시는 습관은 없다.
- 금단 증상(60쪽 참고)이 나타나지 않는 경우도 있다.

이런 특징을 지닌 사람은 선천적으로 알코올 분해 능력이 높아 술을 잘 마십니다. 그런데 뇌가 점점 늙어가는 20대 후반이나 30대쯤부터 술을 마시면 기억이 끊기는 빈도가 늘고 여러 문제가 눈에 띄게 나타납니다.

매일 술을 마시는 것은 아니기 때문에 내과적 문제는 적은 편입니다. 업무상으로도 성실하고 우수하다는 평가를 받습니다. 하지만 가끔 술을 마시면 다음과 같은 문제 행동을 일으킵니다.

- 술자리에 갔다가 집에 오지 않는다.
- 연락이 되지 않는다.
- 열쇠나 휴대폰을 잃어버린다.
- 지하철이나 버스에서 제 때 내리지 못해 멀리까지 간다.

습관 음주를 하지 않는 알코올 의존증 (남용형 알코올 사용 장애)

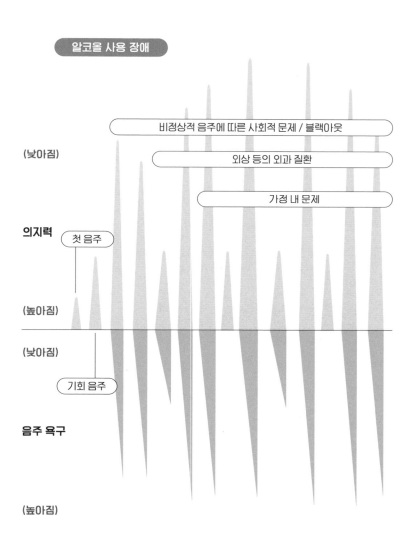

알코올 사용 장애?

(낮아짐)

비정상적 음주에 따른 사회적 문제 / 블랙아웃

외상 등의 외과 질환

가정 내 문제

의지력

첫 음주

(높아짐)

(낮아짐)

기회 음주

음주 욕구

(높아짐)

- 넘어져서 다친다.
- 새벽녘에 만취 상태로 귀가한다.
- 길가 또는 아파트 현관에서 잠든다.

이런 문제 행동은 이혼 또는 심각한 가정 불화를 초래합니다.

● 주 3일 이상 마신다 – 습관 음주

평생 기회 음주만 하는 사람도 있지만, 대다수는 '습관 음주' 단계로 발전합니다. 후생노동성은 습관 음주의 기준을 '주 3회 이상 음주하는 사람(1회 순 알코올양 20g 이상 섭취)'으로 정의합니다. 개인차는 있으나 30세 전후로 습관 음주를 시작하는 사람이 많다고 알려져 있습니다.

여기서 '습관'에 대해 살펴보고자 합니다.

쉽고 빠르게 쾌감을 얻을 수 있는 행위는 습관이 되기 쉽습니다. 이를테면 '배부르게 밥을 먹는다.' '마음껏 쇼핑한다.' '도박을 한다.' 와 같은 행동들은 별다른 수고 없이 쾌감을 얻게 해줍니다. 그러나 이러한 행동이 오랜 기간 반복되면 자연히 신체적·경제적 문제가 발생합니다.

반면에 '근력 운동을 한다.' '자격증 시험을 준비한다.' '책을 읽는다.' 같은 행동들은 노력과 인내가 따르며 단기적 쾌감을 기대하기는 어렵습니다. 하지만 이러한 행동은 장기적인 관점에서 한층 높은 차원의 쾌감을 불러오기에 '삶의 보람'으로 삼을 만합니다.

쾌감은 저차원부터 고차원까지 다양한 수준으로 존재합니다. 우리 뇌는 저차원적 습관(나쁜 습관)이 고차원적 습관(좋은 습관)보다 더 빠르게 자리 잡습니다. 나쁜 습관이 뇌에 새겨지면 좀처럼 바꾸기가 어렵습니다.

음주는 대표적인 나쁜 습관입니다. 그뿐만 아니라 강력한 의존성이 있어 다른 행동보다 더 쉽고 깊게 빠져들 수 있습니다.

2단계 내가 알코올 의존증 예비군?
─ 이런 조짐이 보이면 주의하세요!

● 점점 술이 세진다 ─ 내성 형성

'습관 음주를 하다 보니 술이 세졌다.'는 사람이 많습니다. 이것이 '내성 형성'입니다. 점차 술에 잘 취하지 않게 되니 취하기 위한 음주량은 늘어납니다.

알코올 내성 형성에는 2가지 요인이 있습니다.

요인 1 …… 간에서 MEOS(microsomal ethanol oxidizing system, 마이크로솜 에탄올 산화 체계)라는 효소량이 증가하기 때문입니다. MEOS는 평소 알코올 이외의 약물 대사에 관여하는 효소인데 음주량이 늘어나면 알코올 분해도 돕습니다. 이 때문에 술을 많이 마실수록 알코올 분해 능력이 높아지는 겁니다.

요인 2 …… 뇌의 변화 때문입니다. 술을 1~3잔 정도 마시면 뇌는 '가바(GABA)'라는 신경전달물질을 방출합니다. 동시에 도파민도 발생하기 때문에 기분이 좋아지고 술을 더 원하게 됩니다. 뇌가 흥분한 상태에서 술을 계속 마시면 알코올의 진정 효과가 나타나면서 일시적으로 뇌를 진정시킵니다. 하지만 진정 효과가 사라지면 뇌는 각성 상태에 놓이고, 알코올의 진정 효과에 대항하기 위해 필요한 음주량이 늘어납니다.

● 술이 없으면 허전하다 ─ 정신 의존 형성

2장에서 설명한 것처럼 알코올은 대마보다 강력한 의존성 약물입니다. 습관적으로 마시다 보면 자신도 모르는 사이에 깊이 빠져서 헤어나올 수 없습니다.

알코올 의존증 발병 위험 요인은 크게 3가지로 나눌 수 있습니다.

유전적 체질 …… 술이 센 사람은 술이 약한 사람보다 알코올 의존증으로 발전할 확률이 훨씬 높습니다. '난 술이 세서 절대 술에 지지 않아.'라고 생각하는 사람일수록 위험합니다. 주당과 알코올 의존증 사이의 경계는 매우 모호합니다. 또 부모나 친척 가운데 알코올 의존증 환자가 있거나 알코올 의존증으로 의심되는 사람이 있는 경우에도 각별한 주의가 필요합니다.

음주 빈도와 음주량 …… 앞에서 언급했듯이 일상생활에서 음주가 '나쁜 습관'으로 정착된 사람은 알코올 의존증이 되기 쉽습니다. 특히 저녁 식사 때나 자기 전에 술을 마시는 습관이 있다면 주의해야 합니다. 음주량도 관계가 있습니다. 후생노동성은 '하루 평균 순 알코올양 60g 이상'을 섭취하면 다량 음주(폭음)로 규정합니다. 국가에 따라 '남성은 하루 평균 순 알코올양 60g 이상, 여성은 하루 평균 순 알코올양 40g 이상'으로 정하기도 합니다. 이런 음주 습관은 대부분 '유해 단계'에 해당하며 알코올 의존증으로 발전할 위험이 매우 큽니다.

인생의 사건·사고 …… 뚜렷한 계기 없이 20~30년 동안 서서히 음주량이 늘어나면서 어느샌가 알코올 의존증이 되는 사람도 있습니다. 이럴 경우, 오랜 세월에 걸쳐 의존이 진행되므로 자신의 음주 방식이 잘못됐다는 사실을 깨닫지 못합니다. 한편, 크게 스트레스를 받는 상황에 놓이면서 몇 년 새 급속도로 술에 의존하게 되는 사람도 있습니다. 예를 들면 다음과 같은 상황입니다.

- 중간 관리직에 올라 상사와 부하 사이에 끼게 되었다.
- 근무지 때문에 가족과 떨어져 지내게 되면서 대화 상대가 없어졌다.
- 가족과의 관계가 원만하지 못하다.

- 이혼하고 혼자 생활한다.
- 업무·집안일·육아를 병행하면서 마음에 여유가 사라졌다.
- 부모님 병간호가 버겁다.

일반적으로 남성은 평생에 걸쳐 알코올 의존증이 되는 반면, 여성은 특정 사건에 영향을 받아 단시간에 알코올 의존증이 되는 경우가 많습니다. 여성이 남성보다 체질적으로 알코올의 영향을 더욱 쉽게 받기 때문입니다. 여성은 남성보다 간의 크기가 작은 데다 체내 수분량도 적어 알코올이 침투하기 어려운 지방 조직의 비율이 높습니다. 똑같은 양을 마셔도 남성보다 혈중 알코올 농도가 더 높아지는 이유입니다. 따라서 여성이 단기간 폭음을 하면 알코올 의존증으로 직결될 가능성이 큽니다.

● 가끔 과음하면 기억이 사라진다 ─ 블랙아웃 발생

'블랙아웃(black-out)'은 흔히 '필름이 끊긴다.'고 표현하는 현상입니다. 기억이 통째로 날아가는 경우는 드물고, 취한 후 기억 일부분이 사라지거나 흐릿해집니다.

블랙아웃은 사고·인지 능력을 담당하는 뇌 해마가 술로 인해 마비되면서 발생합니다. 알코올은 새로운 기억을 저장하는 '단기 기억'을 '장기 기억'으로 전환하는 데 필요한 과정을 방해합니다. 그래서 술을 마시고 난 후 발생한 일을 장기 기억으로 저장하지 못합니다.

여성의 알코올 의존증 발병 시기

	20세	30세	40세	50세	60세

부모와의 관계

부모와의 갈등이 남아 있음		부모 부양	부모 간호

남편과의 관계

부부 관계의 갈등		남편 간호/사별

자녀와의 관계

육아의 어려움		자녀의 독립

시댁과의 관계

고부 갈등		시부모 부양	시부모 간병

자신의 문제

진학	취업	업무·집안일·육아 병행	승진	퇴직

섭식 장애 합병 유형

키친 드링커 유형

커리어 우먼 유형

빈 둥지 증후군 유형

상실 유형

여성은 남성보다 더 짧은 시간에 알코올 의존증으로 발전할 수 있습니다. 인생에서 맞닥뜨린 힘든 일에 대응하기 위해 술에 의지하면 5~10년, 빠르면 1년 사이에 알코올 의존증으로 발전합니다.

알코올 의존증 발병 시기는 남성의 경우 40~50대가 가장 많으나, 여성의 경우 30대에서 가장 많이 나타납니다.

[키친 드링커 : kitchen drinker. 지속적으로 주방에서 혼자 술을 마시는 주부]

술이 당신을 지배하고 있지 않습니까?

블랙아웃이 발생하면 다음과 같은 상황이 일어납니다.

- 술자리를 옮긴 후부터 기억이 없다.
- 어떻게 집에 왔는지 기억나지 않는다.
- 아침에 일어났더니 몸에 영문 모를 멍이 들었다.

참고로 무언가를 하다가 잠이 들었는데, 잠든 순간이 기억나지 않는 것도 블랙아웃의 일종입니다. 블랙아웃이 일어날 때 다른 사람에게 시비를 걸거나 폭언을 내뱉는 사람이 있는가 하면, 평소 모습과 전혀 다름없는 사람도 있습니다. 이 부분은 개인차가 큰 편입니다.

뇌의 노화가 진행되면서 블랙아웃의 빈도는 늘어납니다. 예전에는 몇 년에 한 번 블랙아웃이 발생했다면, 이제는 같은 양을 마셔도 한 해 수차례로, 한 달에 여러 번으로 발생 빈도가 증가합니다. 블랙아웃이 빈번하게 발생하면 뇌의 해마가 쪼그라들어 알코올성 치매가 발병할 위험이 커집니다.

3단계 여기까지 왔다면 알코올 의존증!
― 이런 신호가 나타납니다

● 저녁이 되면 안절부절못한다 ― 신체 의존과 금단 증상

신체 의존이란 약물이 체내에 있는 것이 당연해진 상태를 말합니다. '대량의 알코올'과 '각성도가 높아진 뇌'가 비정상적으로 균형을 이룬 상태이지요. 신체 의존이 형성되면, 약물을 계속 사용하다가 갑자기 멈췄을 때 비정상적인 균형이 무너지면서 불쾌한 금단 증상이 나타납니다.

알코올 금단 증상은 주로 다음과 같은 증상이 나타납니다.

- 손이 떨린다.
- 땀이 난다.(잘 때 식은땀 등)
- 잠이 오지 않는다.
- 저녁이 되면 왠지 모르게 초조하다.
- 술 마신 다음 날에는 기운이 없고 기분이 가라앉는다.

정도가 심해지면 다음과 같은 증상이 나타나기도 합니다.

- 경련 발작을 일으킨다.(알코올 금단 경련 발작)
- 헛것이 보인다.(환시)
- 작은 벌레나 동물이 보인다.(소동물 환시)
- 시간이나 장소를 헷갈린다.(알코올 금단 섬망)

63쪽 첫 번째 그림은 하루 순 알코올양 20g 섭취를 지키며 적정 음주를 하는 경우입니다. 개인차는 있지만 순 알코올양 20g을 완전히 분해하는 데는 약 4~5시간이 소요됩니다. 이것은 자는 동안에 거의 분해될 만한 양입니다.

반면, 두 번째 그림은 하루 순 알코올양 60g 이상 섭취하는 경우입니다. 20g의 3배이므로 알코올을 분해하는 데 12~15시간 이상이 소요됩니다. 이렇게 음주한 사람은 체내에서 알코올이 완전히 없어지면 불안과 초조함을 느끼거나 금단 증상을 겪기도 합니다. 이미 폭음이 습관이 된 상태라면, 금단 증상을 겪기 전에 또 술을 마시기 때문에 미세한 금단 증상이 나타나도 알아채지 못합니다.

이를테면 다음과 같은 사람입니다.

- 점심시간이 지나면 퇴근 후 어디서 술을 마실지 생각한다.
- 퇴근 후 회사 근처 편의점으로 달려가 술을 사 마신다.
- 술을 마시면서 귀가한다.

이와 달리, 전혀 금단 증상이 나타나지 않는 사람도 있습니다. 술자리에서 블랙아웃이 반복되는 유형 중에는 별다른 금단 증상이 없는 사람도 많습니다.

● 술을 멈출 수 없다 – 연속 음주 발작

알코올 의존증이 진행되면 음주 방식이 점점 달라집니다. 처음에는 친구들과 즐거운 시간을 보내는 수단으로 술을 활용합니다. 그

적정량을 지키는 음주

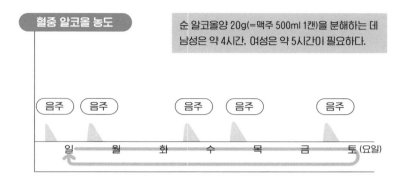

폭음과 금단 증상

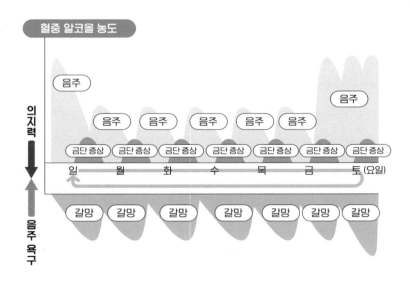

런데 점차 술이 가져다주는 도취감과 만능감에 빠져들어 타인을 신경 쓰지 않게 됩니다. 마치 술과 정면승부를 겨루는 듯 자기중심적 음주 방식으로 변합니다. 이런 음주는 대체로 블랙아웃을 동반합니다.

이에 따라 연속 음주 발작이라는 증상이 나타나기도 합니다. 연속 음주 발작이 나타나면 '술을 마신다. → 취한다. → 잔다. → 술이 마시고 싶다. → 일어나서 또 술을 마신다. → 취한다.' 이런 행동을 반복합니다. 체내에 알코올이 없으면 강렬한 금단 증상이 나타나기 때문입니다. 이렇게 되면 알코올 지옥에서 벗어날 수 없습니다.

금요일 밤부터 주말까지 연속 음주를 하다가 월요일 아침에 어떻게든 정신을 차리고 직장에 가는 사람도 있습니다. 하지만 설 명절 같은 긴 연휴에는 연속 음주 발작에서 쉽게 헤어나지 못하는 사람도 있습니다.

금단 증상이 더 심각해지면 음식 섭취가 어려워집니다. 음식을 억지로 먹으려고 하면 구토를 하기도 합니다. 물도 제대로 마시지 못하고 입으로는 술만 삼킬 수 있는 상황이 됩니다. 최종적으로는 급성 간염이나 급성 췌장염, 토혈, 저칼륨혈증 등이 발생하고, 응급실에 실려 가거나 사망에 이르는 경우도 있습니다.

연속 음주 발작까지 진행되면 뇌는 이 경험을 깊이 새깁니다. 수년간 금주를 했어도 다시 술을 한 잔이라도 마시면 연속 음주 발작의 기억이 되살아나서 예전의 상태로 돌아가게 됩니다.

● 여러 문제가 두드러지게 나타난다

음주를 조절하지 못하면 여러 방면으로 다양한 문제가 나타납니다.

- 내과·외과 질환으로 몸 상태 저조
- 우울증이나 치매와 같은 정신 건강상 문제
- 업무상의 문제
- 경제적 부담
- 가정 내 불화
- 사회적 문제(음주 운전 등)

이런 문제는 한 가지가 아니라 여러 가지가 복합적으로 일어납니다.(35쪽 참고)

● 문제가 있어도 술을 끊지 못한다

알코올 의존증이 중증으로 진행될수록 '나는 아직 괜찮다.' '주변 사람들이 유난을 떠는 것이다.'라고 스스로 되뇌면서 술에 집착하는 경향을 보입니다. 즉 자신의 상황을 부정합니다. 정신 의존이 진행되고 술과 거리를 두기가 어려워진 상태이므로 '술 때문에 심각한 문제가 발생했다.'는 사실에서 눈을 돌리고 인정하지 않으려 합니다.

"어쩌다 실수했을 뿐이다."

"업무상 접대나 회식이 필요한 상황도 있다. 술을 전혀 마시지 않을 수는 없다."

이 같은 말을 하며 정색합니다. 이런 상황에 가족들이 지쳐 떠나면, 잠시 외로움과 고독감을 느끼겠지만 방해꾼이 사라졌으니 마음껏 술을 마실 수 있겠다고 생각합니다.

또한 의사가 금주를 권해도

"의사가 과장하는 것이다."

"술을 끊을 바에야 죽는 게 낫다."

라고 말하는 환자도 많습니다. 술 때문에 시야가 좁아져 자신을 객관적으로 평가하지 못하는 상태이지요. 술이 진정 무서운 이유는 '상냥한 악마'에 조종당하고 있다는 사실을 정작 본인은 깨닫지 못한다는 데 있습니다.

● 정신을 차리고 보니 주변에 아무도 없다 – 인생에서의 추락과 고독

알코올 의존증이 이런 수준까지 진행되면 술을 마시기 위해서라면 어떤 일이든 하는 지경에 이릅니다.

- 가족 몰래 술을 마신다.
- 집 안 곳곳에 술을 숨겨둔다.
- '마시지 않았다.'라고 거짓말을 한다.

- 가족과의 약속을 저버린다.
- 술값으로 쓰려고 자녀의 지갑에 손을 댄다.

본래 그 사람이 가지고 있던 윤리 의식은 약해지고 책임감도 현저히 낮아집니다.

당연히 주변 사람은 하나둘 곁을 떠나겠지요. 정신을 차리고 보면 술이라는 '상냥한 악마'만이 가까이에 있습니다. 이런 수준까지 오면 스스로를 '못난 인간' '인간 쓰레기'라고 생각하며 강렬한 열등감과 죄책감에 휩싸이기 마련이지만, 술에서 완전히 벗어나지는 못합니다. 오직 술만이 '당신은 사실 대단한 사람이에요.' '괜찮아요. 내가 함께 있을게요.'라며 한순간의 위안과 구원을 안겨주기 때문입니다. 그러는 와중에 주변 사람은 더욱 멀리 떠나버립니다.

알코올 의존증이 진행되면 악순환이 시작됩니다. 발버둥 칠수록 개미지옥의 더 깊은 곳으로 떨어집니다. '이미 실패한 인생, 될 대로 되라지.' '어차피 못난 인간이니 바닥까지 떨어져 보지 뭐.'라는 식으로 자포자기하면서 파멸적인 대량 음주를 반복하다가 결국 스스로 목숨을 끊는 사람도 있습니다.

절주하면 좋은 점
14가지

지금까지 다소 무거운 내용을 다루었으나 이제는 절주하면 좋은 점 14가지를 살펴보겠습니다. 여기서 다루는 내용은 절주를 성공한 사람들의 체험과 의학적 근거를 바탕으로 합니다.

좋은 점 1 머리가 맑아진다

과음한 다음 날 아침에 겪는 숙취와 나른함, 메스꺼움, 설사는 누구에게나 괴로운 일입니다. 오전 내내 '어제 왜 술을 그렇게 많이 마셨을까.'라고 자책하기도 합니다. 시도 때도 없는 설사 때문에 화장실에 들락거리느라 바쁜 사람도 있겠지요.

술을 줄이면 몸 상태가 눈에 띄게 좋아집니다. 두통과 메스꺼움으로 시작하는 아침이 달라지고 화장실도 규칙적으로 가게 됩니다. 뇌에서 알코올이 빠져나가 머리 회전이 빨라지고 판단력과 기억력도 향상됩니다. 업무를 할 때나 취미를 즐길 때도 능률이 오르고 의욕이 생깁니다. 머리가 맑아지면 자신이 생각하는 음주의 장단점도 한층 객관적이고 정확한 관점으로 채울 수 있습니다.(19쪽 참고)

절주를 성공한 환자 중 한 명은 축구 동호회에서 활동하고 있었는데, 술을 줄이니까 몸이 전보다 날렵해져서 연속으로 골을 넣었다며 후기를 전해왔습니다. 그리고 '절주를 해보니 새삼 술이 얼마나 몸을 망가뜨리는지 깨달았다.'고 덧붙였습니다.

좋은 점 2 **의미 있는 시간이 늘어난다**

적당한 음주는 즐거움을 선사합니다. 하지만 이런 즐거움은 음주를 시작할 때 그뿐입니다. 대부분 나중에는 아무 생각 없이 마시게 됩니다.

술을 줄이면 술 마시는 시간이 사라져 여유 시간이 생깁니다. 이 시간을 영화 보기, 책 읽기, 운동하기 등 유익하게 사용하면 의미 있는 시간이 늘어납니다. 목적도 없이 술을 마시며 허무하게 보냈던 시간이 어리석게 느껴질 겁니다.

좋은 점 3 **업무를 원활하게 수행한다**

63쪽 그림에서 알 수 있듯이 알코올은 생각보다 체내에 오래 남아 있습니다. 순 알코올양 20g(=맥주 500ml 1캔)을 분해하는 데 남성은 약 4시간, 여성은 약 5시간이 필요합니다. 분해 시간을 고려해 적정량을 지키면서 음주하는 것도 한 가지 방법입니다.

술을 줄이면 몸 상태가 좋아지고 머리도 맑아지므로 업무 효율이 높아집니다. 일 처리가 수월해져 직장이나 가정에서 해야 할 일이 빨리 끝나면 자유 시간이 늘어나겠지요. 자연스럽게 일과 휴식의 균형이 생깁니다. 아침 시간을 알차게 보내고 주말에만 술을 마시는 등 절주하는 생활은 일상의 변화를 만들어냅니다.

코로나 19와 공존하는 시대가 되면서 '음주량이 늘었다.'며 병원을 찾는 사람이 늘었습니다. 재택근무가 길어지자 사적인 공간과 업무 공간의 경계가 모호해졌기 때문입니다. 음주로 인해 출근하지 못하는 날이 생기거나 작업 효율이 급격히 떨어져서 '이대로는 안 되겠다.'는 생각에 스스로 병원을 찾는 사람도 있고, 음주 후 온라인 회의에 참여해서 상사에게 태도 불량을 지적받은 사람도 있습니다. 코로나 시대에 등장한 새로운 유형의 알코올 의존증입니다.

좋은 점 4　피부가 좋아진다

술을 지나치게 계속 마시면 피부에 다음과 같은 여러 가지 문제가 발생합니다. 결과적으로 음주는 피부 노화를 촉진하여 원래 나이보다 훨씬 늙어 보이게 만듭니다.

● 건조

술에는 이뇨 작용이 있어서 많은 양을 마시면 소변 배출이 잦아지고 몸은 탈수 상태가 됩니다. 피부는 윤기를 잃고 푸석푸석해집니다. 늦은 밤까지 계속되는 음주는 수면 부족을 유발하여 피부의 보습 기능까지 떨어뜨립니다.

● 피부 염증

알코올이 분해될 때 만들어지는 아세트알데히드는 몸에 해로운 물질입니다. 아세트알데히드는 혈관을 확장시키는 히스타민의 분비를 촉진시키는데, 히스타민은 피부를 붉게 만드는 원인입니다. 또한 아세트알데히드가 혈류를 타고 몸 구석구석으로 퍼지면 체내 곳곳에 염증을 일으킵니다. 피부에 염증이 생기면 가렵고 피부결이 거칠어집니다.

● 여드름·뾰루지

알코올은 체내 호르몬에 해당하는 부신 피질 호르몬의 분비를 활성화합니다. 부신 피질 호르몬은 피부층의 피지 분비를 왕성하게 하는데, 그로 인해 피지는 적절하게 배출되지 못한 채 모공에 쌓입니다. 이렇게 모공이 막히면 여드름이나 뾰루지가 발생합니다.

● 부종

술을 많이 마시면 혈중 알코올 농도가 높아져서 혈관이 확장됩니다. 그러면 정맥과 림프관에서 수분 처리가 원활하게 이루어지지 않아 부종이 생기기 쉽습니다. 특히 얼굴 주변에서 수분 처리가 제대로 이루어지지 않아 술 마신 다음 날 얼굴이 쉽게 붓습니다.

● 피부 처짐, 기미, 주름

술을 마시면 당화 작용(73쪽 참고)으로 인해 피부 노화가 진행됩니다. 결과적으로 피부 처짐이나 기미, 주름이 늘어납니다.

절주 또는 금주를 하면 피부 문제가 상당 부분 개선됩니다. 사람마다 다르겠지만 보통 2~4주 정도 술을 멀리하면 거칠었던 피부가 맑고 깨끗하게 돌아옵니다.

이처럼 절주·금주는 미용에 매우 긍정적인 영향을 미칩니다. 아무리 피부 관리실을 열심히 다니며 안티 에이징에 힘을 쏟아도 과도한 음주를 반복하면 피부 고민을 해소하기 어렵습니다.

좋은 점 5 젊어진다

과음을 반복하는 사람은 본래 나이보다 10~15년 이상 늙어 보입니다. 그러나 절주를 하면 몸이 다시 젊어집니다. 앞에서 살펴본 '피부가 좋아진다.'라는 외적 변화뿐만 아니라 몸속 노화를 늦춰주는 효과도 나타납니다.

노화에는 다양한 원인이 작용하는데 최근 당화 현상과 노화의 밀접한 관련성이 밝혀졌습니다.

당화는 몸 안에 남은 당이 단백질과 결합해 '최종 당화 산물(AGEs)'이라는 노화 물질을 만듭니다. AGEs는 잘 분해되지 않고 몸에 축적되어 피부, 머리카락, 장기, 혈관, 뼈 등 몸 전체의 노화를 촉진합니다. 정상적인 노화에 당화로 인한 노화가 더해지기 때문에 실제 나이보다 노화 속도가 빨라집니다. 또한 당화는 암이나 당뇨병, 치매 등의 원인이 된다고도 알려져 있습니다.

지나친 음주는 당화를 촉진합니다. 알코올이 분해될 때 만들어지는 물질인 아세트알데히드가 단백질과 결합하여 AGEs를 대량으로 만들어내고, 술을 많이 마실수록 AGEs가 체내에 축적되기 때문입니다. 음주 빈도가 주 4일 이상인 사람은 주 3일 이하인 사람과 비교할 때, AGEs 축적량이 많다는 연구 결과도 있습니다.

음주 빈도나 음주량을 줄이면 당화의 진행을 늦출 수 있습니다. 청주 1홉이나 와인 1~2잔, 즉 하루 순 알코올양 20g 정도는 AGEs 생성을 억제하는 항당화 작용이 있다는 연구 결과도 있습니다.

좋은 점 6 다이어트 효과가 있다

음주는 체중 증가의 원인이 됩니다. 술이 지닌 열량 그 자체보다는 술의 식욕 증진 작용 때문입니다. 술은 소화 효소 분비를 촉진하고 위 운동을 활발하게 만들어 소화를 돕습니다. 또한 포만 중추를 마비시키므로 '이 정도만 먹어야지.'라는 이성이 사라집니다. 따라서 음주할 때는 폭식하기가 더 쉽습니다.

많은 사람이 술안주로 닭 튀김, 치즈 등 기름진 음식이나 과자, 초콜릿 같은 정크 푸드를 먹습니다. 이는 대부분 고열량, 고지방, 고염분으로 비만 위험을 높이는 음식입니다.

또 영양 대사 문제도 간과할 수 없습니다. 과음을 하면 간은 알코올 분해가 우선시되기 때문에 지질 등을 분해하는 것에 소홀해집니다. 제대로 대사되지 못한 지질은 체지방으로 몸에 쌓여 지방간을 초래합니다. 점차 복부가 불룩한 체형으로 변합니다.

술을 줄이면 체중은 한 달에 걸쳐 서서히 감소합니다. 적절한 체중 유지는 절주를 지속하는 훌륭한 동기가 되기도 합니다. 다만, 술을 줄이면서 아이스크림과 같은 단 음식을 먹어 오히려 살이 찌는 사람도 있으므로 주의가 필요합니다.

좋은 점 7 수면의 질이 향상된다

'술을 마시지 않으면 잠이 오지 않는다.'는 사람이 많습니다. 그러나 실제로 자기 전 음주는 양질의 수면을 방해합니다. 자기 전 음주는 습관화되기 쉬워서 내성이 형성되므로 잠들기 위해 마시는 술의 양이 점차 늘어납니다.

술의 진정 효과로 금방 잠이 들 수는 있지만 아세트알데히드는 교감 신경을 자극하여 민감하게 만듭니다. 그 결과 깊은 잠인 '논렘수면' 시간이 짧아지고, 얕은 잠인 '렘수면' 시간이 길어져 자주 잠에서 깨게 됩니다.

그 밖에도 술의 이뇨 작용 때문에 밤중에 요의를 느껴 여러 번 잠에서 깨는 문제도 발생합니다. 수면 무호흡 증후군이 있는 사람은 술의 근이완 작용 때문에 설근 침하[혀뿌리가 이완되어 목 안쪽으로 말려 들어가는 현상]가 악화되어 코골이가 더 심해질 수 있습니다. 이처럼 술은 복합적으로 작용하며 수면의 질을 크게 떨어뜨립니다.

술을 줄인 직후 일주일 정도는 금단 증상으로 잠드는 데 어려움을 겪기도 합니다. 그러나 시간이 지날수록 수면의 질이 향상됩니다. 개운한 아침을 맞이하면 낮 동안 활동하는 데도 활력이 생기지요.

좋은 점 8 생활습관병이 개선·예방된다

생활습관병 중 하나인 고혈압의 발병 위험은 음주량과 비례합니다. 음주량이 많을수록 혈압은 높아지고 음주량이 낮아질수록 혈압은 내려갑니다. 이와 마찬가지로 암, 뇌출혈, 이상지질혈증 등의 발병 위험도 음주량과 비례합니다.

음주량을 줄이면 이러한 생활습관병 위험이 감소합니다. 절주는 장수의 비결입니다. 절주를 이어가면 건강 검진 결과에서 각종 수치가 확연히 개선됩니다. 이것은 절주를 지속하는 데 동기부여가 됩니다.

좋은 점 9   암 발병 위험을 낮춘다

습관적인 폭음은 암을 유발한다고 알려져 있습니다. 특히 구강암(설암 등), 식도암, 인후암 등 상부 소화기 암은 술과 명확한 인과 관계가 있다는 것이 밝혀졌습니다. 소화기는 아니지만 후두에 생기는 암도 술과 관련이 있습니다. 이뿐만 아니라 음주가 대장암과 유방암의 발병 위험을 높인다는 연구 결과도 있습니다.

이런 암은 재발을 반복하거나 두 군데 이상에서 발생(중복암)하는 경향도 보입니다. 식도암 치료가 겨우 끝났나 싶었는데, 몇 년 후 식도암이 재발하거나 인후암이 발병하는 식입니다.

과도한 음주가 암 발병과 연관이 깊은 것은 술 자체의 발암성뿐만 아니라 대사산물인 아세트알데히드의 강한 발암성 때문입니다. 아세트알데히드는 침으로도 분비되기 때문에 상부 소화기 암 발병에 영향을 미친다고 알려져 있습니다.

과음과 흡연을 하는 사람, 술을 마시면 얼굴이 빨개지는 사람, 원래는 술이 약했는데 마시다 보니 술이 세진 사람 등은 발암률이 더 높은 편입니다. 절주가 암 발병과 재발의 위험을 낮춘다는 사실을 꼭 기억하시기 바랍니다.

좋은 점 10 간 건강을 지킬 수 있다

술 때문에 손상을 입는 장기는 단연 간입니다. 간은 '침묵의 장기다.'라는 말처럼 간 기능에 장애가 진행되어도 별다른 증상이 눈에 띄지 않습니다. 간이 딱딱해지는 간경화로 진행될 때까지 전혀 증상이 없다가 돌연 격렬한 증상이 나타나는 식입니다.

과음을 반복하면 우선 지방간 상태에 이릅니다. 지방간은 알코올이 분해될 때 합성되는 대량의 중성 지방이 간에 축적되면서 만들어집니다. 절주를 하면 지방간을 개선할 수 있습니다.

지방간은 눈에 띄는 증상이 없지만 그대로 방치하면 상태가 심각해집니다. 간세포가 만성적으로 파괴되면서 결국 간의 세포 재생이 불가능해지고, 점차 간이 섬유 조직으로 바뀌는 간섬유증이 나타납니다. 섬유화가 진행되면 간 모양이 울퉁불퉁해지고 딱딱해지면서 간경화 상태가 됩니다. 간경화까지 진행되면 치료가 쉽지 않습니다. 절대적인 금주가 필요합니다.

간경화가 진정 무서운 이유는 뚜렷한 증상이 없다는 데 있습니다. 간은 망가진 상태에서도 어떻게든 자기 역할을 해내려 하기(대상성) 때문입니다. 이를 대수롭지 않게 생각하고 음주를 계속하면 어느 날 갑자기 간이 제 역할을 하지 못하고(비대상성) 급격하게 간 기능이 저하되는 간부전 상태에 빠집니다. 구체적으로는 흉수(폐에 물이 차 호흡이 어려워짐), 복수(복부에 물이 차서 부풀어 오름), 황달(눈 흰자위 또는 몸 전체가 노랗게 됨), 식도 정맥류 파열(많은 양의 피를 토함), 간성 뇌증(치매와 비슷한 증상이 나타남)과 같은 증상이 나타납니다. 게다가 간경화는 간암을 유발하기도 합니다.

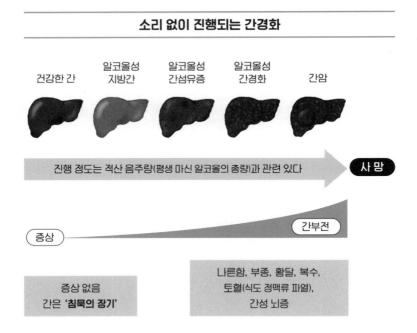

소리 없이 진행되는 간경화

건강한 간　　알코올성 지방간　　알코올성 간섬유증　　알코올성 간경화　　간암

진행 정도는 적산 음주량(평생 마신 알코올의 총량)과 관련 있다 → 사망

증상 ─── 간부전

증상 없음
간은 '침묵의 장기'

나른함, 부종, 황달, 복수,
토혈(식도 정맥류 파열),
간성 뇌증

또한 급성 췌장염과 만성 췌장염도 음주가 초래하는 질병입니다. 술을 마신 후 갑자기 격한 복통 또는 등 쪽 통증 및 메스꺼움, 구토, 발열과 같은 증상이 나타나면 췌장염을 의심해볼 수 있습니다. 췌장염은 사망률이 매우 높은 질병입니다. 만성 췌장염 중 알코올성 만성 췌장염이 차지하는 비율은 약 70%로 알려져 있습니다.

좋은 점 11 우울 상태가 개선된다

술은 우울 상태를 유발할 수 있습니다.
우울 상태란 다음과 같은 증후군입니다.

- 기분이 가라앉는다.
- 기운이 나지 않는다.
- 세상만사에 아무 흥미가 없다.
- 생각이 정리되지 않는다.
- 불안을 느낀다.
- 밤에 잠이 오지 않는다.

뇌는 균형을 유지하려는 성질이 있어서 술을 마시면 기분이 좋아지지만 어느 정도 술기운이 올라오면 기분이 약간 가라앉습니다. (80쪽 참고) 술은 단기적으로는 사람을 들뜨게 하지만 장기적으로

알코올 의존증 진행에 따른 기분 변화

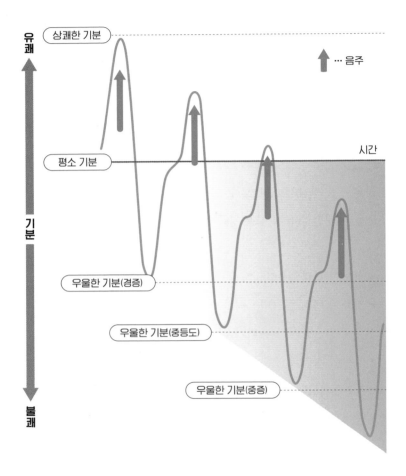

※ 자료: Koob, G. F., Le, Moal. et al: Drug addiction, dysregulation of reward, and allostasis.
　　Neuropsycopharmacology 24:97-129, 2001에서 인용 수정.

섭취하면 우울 상태를 악화시킵니다. 알코올 의존증이 진행될수록 기분이 좋아지는 작용이 약해지기 때문에 술을 마시면 어느 정도 기분이 나아졌다가도 술이 깨면 우울 상태가 한층 심각해집니다.

82쪽 그림은 알코올 의존증과 기분 장애의 관계를 보여줍니다. 우울증에 걸리기 쉬운 사람과 알코올 의존증이 되기 쉬운 사람은 성격이 매우 비슷합니다. 성실하고 꼼꼼하며 배려심이 많고, 스트레스를 쌓아두는 경향이 있습니다.

스트레스는 우울증을 유발하는 원인 중 하나인데 일부 사람은 음주라는 수단을 써서 스트레스에 대응하려고 합니다. 결과적으로 우울 상태가 악화되고 이 상태가 길어지면 우울증에 빠지게 됩니다. 우울증과 알코올 의존증은 '악순환'을 형성합니다.

우울증을 진단받으면 대체로 정신건강의학과를 방문하여 항우울제를 처방받습니다. 알코올 의존증에 정통하지 않는 의사는 알코올 의존증 치료 없이 우울증 치료만 진행하기도 합니다. 그 결과 항우울제로도 효력이 없는 난치성 우울증이 되는 사례도 드물지 않게 발생합니다.

외국에서는 우울증 치료를 시작할 때 항우울제 사용 한 달 전부터 금주를 권합니다. 만약 우울증이 좀처럼 낫지 않는 상황이라면 음주량을 줄이거나 일정 기간만이라도 금주해 볼 것을 권합니다.

알코올 의존증과 기분 장애의 관계

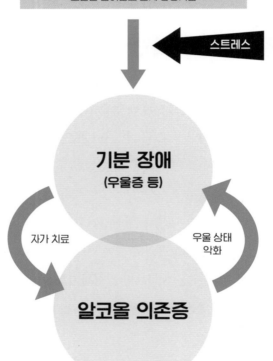

우울증에 걸리기 쉬운 성격

성실함, 꼼꼼함, 완벽주의,
책임감이 강함,
남을 배려함, 거절을 못함,
집중력이 높음, 무언가에 지나치게 몰두함,
고민을 끌어안고 혼자 끙끙거림

스트레스

기분 장애
(우울증 등)

자가 치료

우울 상태
악화

알코올 의존증

과도한 음주는 뇌를 쪼그라들게 하여 치매를 유발합니다.

알코올의 대사산물인 아세트알데히드는 강력한 신경 독성으로 신경 세포를 파괴합니다. 신경 세포의 영양소에는 비타민 B가 꼭 필요한데, 잦은 음주로 식사가 불규칙해지면 비타민 B가 부족해집니다. 비타민 B를 섭취하더라도 알코올 대사에 쓰이므로 신경 세포에 충분히 전달되지 않습니다.

또한 오랜 기간 음주를 지속하면 신경 세포가 파괴되어 이른바 '알코올성 치매'가 발생합니다. 프랑스에서 시행한 연구에서 65세 미만 초기 노년기에 치매가 발병한 남성 중 50% 이상이 술과 관련된 치매임이 밝혀졌습니다. 또한 만성적 알코올 사용은 치매 발병 위험을 약 3.3배 높입니다.

뇌 CT나 MRI 등으로 오랜 기간 음주를 지속한 사람의 뇌를 살펴본 결과, 술을 전혀 마시지 않는 사람에 비해 뇌가 눈에 띄게 쪼그라든 것을 확인했습니다. 이렇듯 과도한 음주는 뇌의 노화를 앞당깁니다.

뇌 신경 세포는 한 번 죽으면 재생되지 않고, 쪼그라든 뇌는 원상태로 돌아오지 않는다는 것이 정론이었습니다. 그러나 술을 끊고 3년 정도 지나면 뇌가 원래 상태로 돌아오기도 한다는 연구 결과가 발표된 바 있습니다.

식당에서 지불하는 술값과 막차를 놓쳐서 타는 택시비 등 음주 생활에는 적지 않은 돈이 들어갑니다. 알코올은 '이성적 판단'과 '충동 조절 능력'을 약하게 만들기 때문에 술을 마실수록 음주 욕구가 폭주합니다. 술을 마시면 기분이 좋아져 쇼핑 의존증이 나타나기도 합니다. 어느 쪽이든 결과적으로 심각한 경제적 문제를 초래하겠지요. 거액의 빚을 지고 파산까지 이르는 사람도 드물지 않습니다.

술을 줄이면 충동 조절 능력이 회복됩니다. '술을 적게 마시니 의외로 돈이 모여서 깜짝 놀랐다.'라는 사람이 많습니다. 모은 돈은 취미 활동에 쓰거나 절주를 지속하는 자신을 위해 사용하면 좋겠지요. 이러한 보상도 절주를 지속하는 데 동기부여가 됩니다.

좋은 점 14 **가족 관계가 원만해진다**

절주를 하면 술에 취해 있는 시간이나 술에 취하기 위해 소비하는 시간이 줄어들어 가족과 지내는 시간이 늘어납니다. 이로써 가족과의 관계 개선을 기대할 수 있습니다.

자녀와 놀아주면서 아이의 성장을 새삼 실감할지도 모릅니다. 아내와 대화하는 시간이 늘어 그동안 배우자가 얼마나 자신을 걱정했는지 깨닫기도 하겠지요.

그런데 술을 줄여도 관계가 개선되지 않는 경우가 있습니다. 지금까지 가족들이 받은 마음의 상처가 너무 커서 앞으로 달라질 것이라는 믿음을 갖지 못하는 경우입니다. 이때 가족들은 '이제 와서 무슨' '어차피 또 마실 텐데'라며 회의적으로 생각합니다.

술은 가정 내 불화를 유발하는 대표적인 요인입니다. 술에 취해 가족에게 물리적 폭력을 가하는 것뿐만 아니라 폭언을 쏟아내는 것도 엄연한 폭력입니다. 언어 폭력은 마음 깊이 새겨져 좀처럼 치유되지 않습니다. '너는 태어나지 말았어야 했어!' 같은 말은 아이의 가슴에 평생 남습니다. 아이 앞에서 부모가 격한 욕설을 퍼부으며 싸우는 것도 학대입니다. 이런 일이 반복되면 경찰이나 아동 보호 기관이 개입하여 아이가 보호받도록 강제로 조치를 취하기도 합니다.

"나는 생활비도 제때 주고 가족들에게 아무런 피해를 주지 않는다."

"술에 취하지 않았을 때는 아이를 제대로 돌본다."

이렇게 주장하는 사람도 있습니다. 폭력과 폭언을 하지 않았더라도 인사불성으로 취해서 보이지 말아야 할 추태를 보이는 것도 아이의 마음에 큰 상처를 남깁니다.

- 종종 집에 들어가지 않는다.
- 술에 취해 아이가 하는 말에 제대로 대답해 주지 않는다.
- 술에 취해 아이 끼니를 챙겨주지 않는다.

이런 모습만 보여도 아이는 '부모님은 나보다 술이 더 중요하다.'고 생각합니다. 알코올 의존이 자녀에게 미치는 심리적 손상은 '늘 취해 있는 부모님'에서 비롯되는 것이 아닙니다. '평소에는 자상한 부모님이 술에 취하면 돌변하는 것'에 아이는 더 큰 두려움과 공포를 느낍니다.

이러한 가정 환경에서 아이는 '나는 사랑받지 못하는 존재' '태어나지 말았어야 할 존재'라며 절망을 느낍니다. 이때부터 아이는 부모의 눈치를 많이 보면서 자랍니다. 그래서 반항은커녕 취한 부모를 돌보거나 부모의 푸념을 들어주는 등 겉으로 보기에 '착한 아이'로 성장하는 경우가 많습니다. 부모에게 인정받기 위해 열심히 공부하여 좋은 성적을 얻는 아이도 있습니다. 그러나 아이 마음에 새겨진 고독감과 열등감은 쉽게 지워지지 않습니다. 이런 아이가 자라 우울증이나 섭식 장애(거식증, 과식증)를 겪고, 자신 또한 알코올 의존증이 되는 사례도 있습니다.

과음을 하지 않는 것은 안정적인 인격을 되찾는 일입니다. 장기적으로 실천하는 절주(가능하면 금주)는 가족 관계 회복의 열쇠가 됩니다.

'음주 악순환'을 '절주 선순환'으로 바꾸기

과음으로 인해 직장과 가정, 건강 및 경제면 등에서 여러 문제가 두드러지면 고독해지고 현실에서 도피하고 싶어집니다. 그래서 술에 더욱 의존하게 되는 '악순환'에 갇힙니다. 격렬한 자기 혐오에서 벗어나고 싶어서 온종일 술을 놓지 못하는 사람도 있습니다.

한편, 절주가 일정 궤도에 오르면 이와 반대되는 현상이 나타납니다.

몸 상태와 기분이 좋아집니다. 체중이 줄고 피부 상태가 개선됩니다. 업무를 원활하게 수행하고 알찬 개인 생활을 하면서 돈도 모을 수 있습니다. 무엇보다 지금까지 자신을 괴롭히던 자기혐오가 줄어들고 자신에 대한 신뢰가 회복됩니다. 절주는 술의 세뇌에서 벗어나 '내 행동은 내 의지로 정한다.' '의사 결정의 자유는 나에게 있다.'라는 당연한 것을 되찾는 작업이기 때문입니다.

신체적으로도 바람직한 변화가 나타납니다. 절주를 이어가면 55쪽에서 언급했던 내성 형성의 반대 현상이 나타납니다. 구체적으로 간에서 MEOS라는 효소량이 원래 수준으로 돌아오고, 뇌의 각성도도 원상태로 회복됩니다. 그 결과, 전보다 술이 약해져서 적당한 음주량으로도 기분이 좋아집니다. 이렇게 절주를 지속할수록 몸과 마음에 '선순환'이 만들어집니다.

여기까지 읽고 나니 '음주의 장단점'(19쪽 참고)이 다면적으로 보이지 않나요? '음주에 따른 단점'이나 '절주·금주가 주는 장점'이 조금씩 와닿을지도 모릅니다.

절주는 '음주의 장단점'을 정확하게 판단하게 하고 술을 보는 관점을 바꿉니다. 이는 지금껏 상상하지 못한 완전히 새로운 생활의 시작을 의미합니다.

절주를 지속하는 14가지 방법

절주는 일단 마음먹는 즉시 실천하는 것이 가장 중요합니다. 앞에서 설명했듯이, 실제로 절주를 해보면서 '음주의 장단점'을 정확하게 판단하고 술을 보는 관점을 바꿔야 합니다.

다음 소개하는 14가지 방법을 참고하여 바로 오늘부터 절주를 실천해 보세요!

방법 1 마음먹은 날 바로 절주를 시작한다

술을 마시는 사람에게 금주는 엄청난 결단이 필요합니다. 어제까지 마시던 술을 한 번에 끊어야 한다면 망설여지는 것이 당연합니다.

하지만 절주는 실패해도 다시 도전할 수 있기 때문에 금주보다 부담 없이 시작할 수 있습니다. 처음 일주일 동안은 음주량을 줄이지 못해도 다음 주부터 다시 힘을 낼 수 있습니다. 처음에는 수월한 목표를 설정하고 성과를 보면서 조금씩 목표를 높여 가는 것도 가능합니다.

크게 마음먹고 병원에 예약 전화를 건 것이 동기부여가 되어 통원하지 않고 혼자 절주를 시작한 사람도 있습니다. 절주는 사소한 계기로 충분히 시작할 수 있습니다. 이 책을 펼친 것을 계기로 오늘부터 절주를 시작해 보는 것은 어떨까요.

방법 2 마시는 술의 순 알코올양을 확인한다

술에는 여러 종류가 있습니다. 술의 종류에 따라 알코올양에도 차이가 있지요. 이를 통일한 단위가 '순 알코올양'입니다. 순 알코올양 계산식은 술에 포함된 순수 알코올이 몇 그램(g)인지 계산한 것입니다.

계산하는 방법은 오른쪽 그림을 보면 알 수 있듯이 매우 간단합니다. 예를 들어, 맥주의 경우 알코올 도수는 5%이므로 맥주 500ml 1캔에 포함된 순 알코올양을 알기 위해서 '500ml×0.05'를 계산합니다. 포함된 순 알코올양의 부피는 25ml입니다. 여기에 알코올 비중 0.8을 곱하면 순 알코올양은 20g이 됩니다. 알코올 도수가 14%인 와인 1병이라면 '750ml×0.14×0.8≒80g'으로 계산합니다. 다시 한번 11쪽 표를 참고해 보세요. 주종별 순 알코올양은 모두 이 방법으로 계산할 수 있습니다.

순 알코올양 계산식

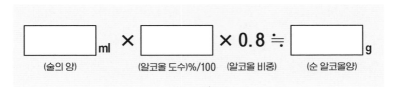

ml	×	× 0.8 ≒	g
(술의 양)	(알코올 도수)%/100	(알코올 비중)	(순 알코올양)

맥주 500ml

500ml(술의 양) × 0.05(알코올 도수) × 0.8(알코올 비중)

≒ **20g(순 알코올양)**

청주 1홉

180ml(술의 양) × 0.15(알코올 도수) × 0.8(알코올 비중)

≒ **20g(순 알코올양)**

위스키 더블 1잔

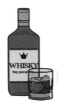

60ml(술의 양) × 0.4(알코올 도수) × 0.8(알코올 비중)

≒ **20g(순 알코올양)**

소주 2잔

100ml(술의 양) × 0.25(알코올 도수) × 0.8(알코올 비중)

≒ **20g(순 알코올양)**

이처럼 자신이 마신 술을 순 알코올양으로 환산하는 습관은 매우 중요합니다. 술 종류가 무엇이 됐건 자신의 평소 음주량을 측정할 수 있기 때문입니다. 자신이 보통 몇 잔의 술을 마시는지 정확히 확인하고, 즐겨 마시는 술의 순 알코올양이 어느 정도인지 알아두면 효과적이겠지요.

방법3 얼마나 적게 마실지 목표를 정한다

절주를 시작한다면 우선 실현 가능한 목표를 설정해야 합니다.

앞에서 언급한 대로 후생노동성은 남성의 경우 하루 순 알코올양 20g 이하, 여성의 경우 그보다 적은 양을 섭취해야 '적절한 음주'로 규정합니다. 또한 '간이 쉬는 날을 일주일에 연속 이틀 이상 정할 것'을 권고합니다.

이 정도의 음주량과 음주 빈도를 지킨다면 알코올로 인한 건강상 피해는 확실히 적어집니다. 그러나 이런 수치를 절주 목표로 제시하면 분명 많은 애주가가 '목표가 너무 높다.' '도저히 달성할 수 없는 목표다.'라며 불만을 토로하겠지요.

이 책에서 제안하는 절주의 요령은 '가능한 수준으로 시작하기'입니다.

하루 순 알코올양 80g 이상 섭취하는 사람은 '하루 순 알코올양 40g 지키기'를 목표로 삼아봅시다. 평일에는 술을 마시지 않지만 모

다양한 절주 목표 설정 방법

절주 목표 유형	목표 설정 예시		특징
술을 마시지 않고 간을 쉬게 하는 '휴간일' 설정형	• 평일은 휴간일, 주말은 음주일 • 음주일과 휴간일을 교대로 만든다. • 주 2일은 휴간일, 주 1일은 휴간일, 월 2회는 휴간일		▶ 몸에서 알코올이 빠져나가는 날을 만든다. (가능하면 이틀 연속으로 휴간일을 정하는 것이 효과적) ▶ 음주일에 반동이 생겨 대량 음주할 위험이 있다. ▶ 불면 등 금단 증상이 심한 사람은 실행이 어렵다. (의존성이 적은 수면제를 가끔 사용하는 것은 가능)
1일 상한 음주량 설정형	• 1일 음주량 최대 순 알코올양 40g까지 • 1일 음주량 최대 순 알코올양 60g까지 • 1일 음주량 최대 3잔까지 • 1일 음주량 최대 5잔까지		▶ 대량 음주나 블랙아웃 등을 줄인다. ▶ 불면 등 금단 증상이 심한 사람도 실행할 수 있다.
1주 총 음주량 설정형	• 1주 총 음주량 최대 순 알코올양 140g까지 • 1주 총 음주량 최대 순 알코올양 200g까지 • 1주 총 음주량 최대 순 알코올양 280g까지		▶ 게임을 하듯이 즐겁게 실행 가능하다. ▶ 총 음주량을 줄인다.
음주 상황 설정형	• 가족 행사나 기념일 등에만 마신다. • 술자리에서만 마신다. (집에서는 마시지 않는다.) • 집에서만 마신다. (밖에서는 마시지 않는다.) • 가족과 함께일 때만 마신다. • 낮에는 마시지 않는다. (밤에만 마신다.)		▶ 자연스러운 형태로 절주가 가능하다. ▶ 자신의 상황에 맞게 절주가 가능하다. ▶ 믿을 수 있는 사람과 있을 때만 마시면서 음주 시 일어날 수 있는 위험을 줄일 수 있다.
혼합형	• 평일은 휴간일, 주말 음주량은 순 알코올양 40g까지 • 평일은 순 알코올양 40g까지, 주말은 순 알코올양 60g까지 • 평소에는 순 알코올양 40g까지, 특별한 날에는 순 알코올양 60g까지		▶ 여러 설정 유형을 조합하면 자신의 생활 습관에 맞춰서 절주할 수 있다.

임이 있을 때 한 번에 순 알코올양 100g 이상 섭취하고 기억이 끊기는 사람이라면, '술자리에서도 최대 순 알코올양 60g까지'를 목표로 삼아보세요. 도저히 간을 쉬게 하는 날을 내지 못하겠다면 '일주일에 하루만이라도 간이 쉬는 날'을 정해봅니다.

방법 4 음주 상황을 기록하는 절주 일기를 쓴다

절주를 실천하면서 매일 기록하는 습관은 절주를 지속하는 데 유용한 방법입니다. 수첩이나 달력에 기록해도 좋고 휴대폰으로 무료 다운로드 가능한 절주 앱을 활용해도 좋습니다. 대표적인 앱으로는 '한잔만' '술렁술렁' '금주 기록' 등이 있습니다.

절주 앱을 활용하면 음주 상황을 기록한 통계를 한눈에 파악할 수 있습니다. 꾸준히 기록하면 성취감도 생깁니다. 몇 잔 이상 마셔야 취기가 오르고, 기억이 끊기기 쉬운지 자신의 음주 경향을 분석

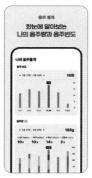
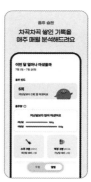

한잔만
즐겁고 건강한 음주의 시작

©2022 TEAM101

할 수도 있습니다. 절주 지원군(106쪽 참고)을 만들어 절주 일기를 공유하며 서로 평가하는 것도 가능합니다.

방법 5 자신의 '음주 시스템'을 분석한다

술을 마실 때는 심리적 메커니즘인 '음주 시스템'이 작동합니다. 96쪽에 있는 그림을 참고하기 바랍니다. 누구나 술이 마시고 싶어지는 각자의 이유가 있습니다. 이유 중 하나인 '스트레스'는 '술이 마시고 싶어지는 마음의 준비 상태'입니다. 그 상태에서 '방아쇠'를 당기는 계기가 더해지면 음주라는 행위로 이어집니다.

음주를 유발하는 방아쇠는 사람마다 다르나 다음과 같은 상황일 수 있습니다.

- 늘 술을 사는 편의점에 무심코 들어갔다.
- 자주 가는 술집 앞을 지나게 되었다.
- 텔레비전에서 술 광고를 보았다.

이런 방아쇠는 '음주 욕구'를 불러일으킵니다. 알코올 의존증이 진행된 사람은 음주 욕구가 일어나면 쉽게 억제하지 못하고 음주를 시작합니다. 술 한 잔이 격렬한 음주 욕구를 불러 두 잔, 석 잔이 되고 결국 멈추지 못하게 되지요. 이렇게 과도한 음주가 반복됩니다.

인간의 습관적 사고와 행동에는 무의식중에 일어나는 성질(자동 사고)이 작동합니다.

음주라는 행위에도 자동 사고가 작동하므로 술에 취하면 자신의 음주 시스템을 정확히 인지하지 못합니다. 그러나 자신의 음주 행동을 객관적으로 분석해 보면 반드시 시간순으로 반복되는 음주 시스템이 있습니다.

- 퇴근 후 → 습관처럼 편의점에 들른다. → 그날 마실 술을 산다.
- 집에 도착한다. → 씻는다. → 씻고 나오면서 냉장고에서 맥주를 꺼낸다.

음주 시스템

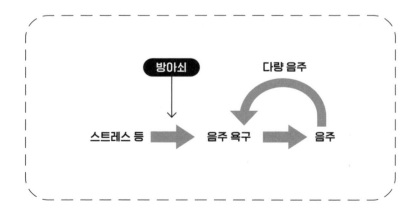

어쩐지 익숙한 모습인가요? 자신의 무의식적인 행동을 하나씩 짚어보세요. 절주는 자신의 음주 시스템을 스스로 분석하는 데서 시작됩니다.

방법 6 음주 욕구를 차단한다

방법 6~8은 100쪽에 있는 그림을 참고하면서 읽어주기 바랍니다. 여기서 핵심은 자신의 음주 방아쇠가 무엇인지 파악하고 이를 최대한 피하면서 생활하는 것입니다.

알코올 의존에 관련된 사고 회로는 뇌에 깊이 새겨져 있습니다. 이성이나 의지만으로는 솟구치는 음주 욕구를 떨쳐낼 수 없습니다. 알코올 치료 분야에는 '강해지기보다 현명해져라.'라는 격언이 있습니다. 방아쇠와 맞서 싸우려 하기보다 방아쇠를 피할 때 위험이 적어집니다. 간혹 일부러 혼자 술집에 가서 '술을 마시지 않는 수행'을 하는 사람도 있습니다. 하지만 아예 술집에 가지 않는 편이 훨씬 현명한 처사겠지요.

사람마다 다르지만, 음주를 유발하는 방아쇠는 내부 방아쇠와 외부 방아쇠가 있습니다.(98쪽 참고) 물론 사회생활을 하는 이상 음주 방아쇠를 완전히 피할 수는 없겠지요. 다만, 평소에 이런 점을 의식하고 있으면 다음과 같은 대처가 가능합니다.

음주를 유발하는 방아쇠

내부 방아쇠	외부 방아쇠

내부 방아쇠

마음

불안과 초조를 느낄 때
고독할 때
화가 났을 때
피곤할 때
열등감과 무력감이 들 때
자기혐오가 밀려올 때
지루할 때
성취감을 얻었을 때
안심했을 때

몸

두통·치통·요통·신경통
공복
감기
상처, 골절
불면

외부 방아쇠

생활 속 상황들

▶ 유흥가의 시끌벅적함
▶ 차 안
▶ 텔레비전의 술 광고
▶ 자주 술을 샀던 편의점
▶ 늘 맥주를 마셨던 식당
▶ 즐겨 먹던 안주
▶ 게임에서 이겼을 때
▶ 날씨가 좋은 일요일 오후
▶ 가족이 외출하고 혼자 집에 있을 때
▶ 월급날
▶ 야근 후 퇴근길
▶ 늘 술을 마시면서 듣던 음악
▶ 영화관
▶ 출장지 호텔
▶ 술친구를 만났을 때
▶ 데이트할 때
▶ 단골 술집

- 술을 사기 위해 편의점에 가지 않는다.
- 술자리에는 될 수 있으면 참석하지 않는다.
- 술친구와 가능한 한 자주 만나지 않는다.
- 술을 집에 두지 않는다.
- 술 대신 다른 음료를 산다.
- 너무 피로하지 않도록 일을 일찍 끝낸다.
- 고독하다고 느낄 때는 다른 사람과 전화 통화를 한다.

방법 7 술 생각을 떨쳐낼 수 있는 행동 루틴을 찾아낸다

하지만 '방아쇠'를 피하며 생활해도 '음주 욕구'가 솟구치는 때가 있습니다. 그럴 때 유효한 방법이 '행동 전환 요법'입니다. 이는 인지 행동 치료법에 근거한 것으로 '행동을 바꾸면 사고에도 변화가 생긴다.'는 접근법입니다.

알코올 의존 경향을 보이는 사람은 일단 음주 욕구가 생기면 머릿속이 술 생각으로 가득 차 버립니다. 행동 전환 요법은 술 생각을 떨쳐낼 수 있는 행동 루틴을 찾아내는 방법입니다.

- 탄산수나 논알코올 맥주를 마신다.
- 커피를 마시고 케이크를 먹는다.
- 유튜브를 본다.

- 스트레칭을 한다.
- 나가서 걷는다.
- 뜨거운 물로 샤워한다.

이러한 행동은 의식의 흐름을 끊고 강제적으로 생각을 돌리는 데 효과가 있습니다. 다음과 같은 행동도 추천합니다.

음주 시스템에 기초한 절주 전략

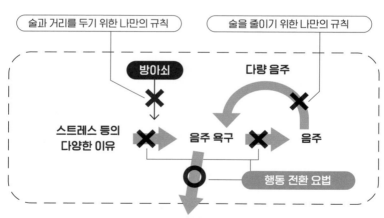

여러 가지를 조합하여 활용하는 것이 포인트!

- 친한 사람에게 전화를 건다.
- SNS에 글을 올린다.
- 취미 활동에 집중한다.
- 명상한다.

행동 전환 요법을 응용해 음주와 다른 행동을 의식적으로 연결 짓는 방법도 있습니다. 술을 마시기 전에 꼭 해야 하는 행동을 하나의 '의식'으로 정해놓고 스스로 의무화하는 것입니다.

- 술을 마시기 전에는 반드시 15분 동안 스트레칭을 한다.
- 술을 마시기 전에는 반드시 15분 동안 좋아하는 만화책을 본다.
- 술을 마시기 전에는 반드시 15분 동안 자신 있는 악기를 연주한다.

이와 같은 식으로 음주 전 치러야 할 의식을 정합니다. 음주와는 성질이 정반대인, 유익하거나 집중력이 필요한 일이면 좋겠지요. 의식을 수행하기만 해도 자동 사고 시스템의 속도가 느려집니다. 의식에 몰두하는 동안 음주 욕구가 사라질지도 모릅니다.

그래도 음주 욕구가 남아 있다면 '오늘은 마시지 말고 내일 마시자.'라고 생각해 봅니다. 술은 언제든 마실 수 있습니다. 하룻밤 자고 나면 강력한 음주 욕구가 씻은 듯이 사라져버리기도 합니다.

나만의 절주 규칙 예시

음주의 장단점을 머릿속에 떠올리며 마신다.

- ☐ 술을 많이 마시고 호되게 고생했던 경험(음주에 따른 단점)을 떠올린다.
- ☐ 술을 마시지 않아서 좋았던 경험(절주/금주에 따른 장점)을 떠올린다.

순 알코올양(g)을 의식하면서 마신다.

- ☐ 술을 마실 때 술잔의 용량을 정확히 확인한다.
- ☐ 절주 일기를 테이블 위에 두고 기록하면서 마신다.

순 알코올양(g) 섭취를 줄이는 방법을 찾는다.

- ☐ 논알코올 음료를 마신다.
- ☐ 도수가 높은 술은 피한다.
- ☐ 도수가 약한 술을 마신다.
- ☐ 비싼 술을 천천히 음미하면서 마신다.
- ☐ 술자리에 가기 전에 배를 좀 채운다.

술 마시는 시간을 단축하는 방법을 찾는다.

- ☐ 저녁 7시까지는 마시지 않는다.
- ☐ 밤 11시가 지나면 마시지 않는다.
- ☐ 2차에는 가지 않는다.

술 마시는 속도를 늦추는 방법을 찾는다.

- ☐ 술 한 잔을 마시면 반드시 물을 마신다.
- ☐ 음식을 먹으면서 마신다.
- ☐ 다 마신 잔은 테이블 위에 둔다.
- ☐ 술을 안 마시는 사람이 많은 쪽에 자리를 잡는다.

방법 8 나만의 절주 규칙을 만든다

음주가 불가피한 경우라면, 과음을 피하기 위한 자신만의 규칙을 한두 개 정도 정해둡니다. 이것만 실행해도 음주량이 현저히 줄어듭니다.

이때 포인트는 규칙을 이중, 삼중으로 준비하는 것입니다. '아무리 많이 마셔도 순 알코올양 60g까지만 섭취한다.'라고 규칙을 정해뒀는데, 실제 술자리에서 음주량을 넘겨버리면 '에라, 모르겠다.'라고 자포자기하며 폭주하는 경우가 많습니다. '순 알코올양 60g 이상을 섭취했다 해도 100g을 넘기지 않기'처럼 규칙을 이중으로 준비해 끈질기게 절주에 임하는 자세가 필요합니다.

술을 끊기로 결심한 사람이 얼마 안 가 금주를 포기하고 자포자기 식으로 폭음하는 사례는 흔한 편입니다. 0 아니면 100이 되는 금주와는 달리 절주는 성과를 상대적으로 평가할 수 있다는 장점이 있습니다. 절주를 실천할 때 이런 점을 최대한 활용하기 바랍니다.

방법 9 '오늘부터 절주합니다!'라고 절주를 선언한다

'오늘부터 절주합니다!'라고 주변 사람에게 선언하는 것은 매우 효과가 뛰어납니다. 한 번 말을 뱉었으니 지켜야 한다는 마음이 생기기 때문이지요. '선언한 이상 자신이 한 말을 진실로 만들고 싶다.'라는 심리가 작용합니다.

절주의 이유는 간단하게 '술을 끊고 싶어서'로 충분합니다. 하지만 주변에서 집요하게 술을 권하는 상황이라면 '(특정 질환 때문에) 약을 먹는데 술을 먹으면 크게 해롭다고 한다.'라고 말하면 더는 술을 권하지 않을 테지요. 3개월 정도 절주를 이어가면 주변에서도 '정말 절주를 시작했구나.' 하고 받아들입니다.

최근에는 SNS를 활용해 불특정 다수에게 절주를 선언하기도 합니다. 절주 일기(94쪽 참고)를 SNS에 올리는 방법도 있습니다. 이 또한 절주를 이어가는 훌륭한 동기가 될 수 있습니다.

방법 10 절주하는 자신을 칭찬한다

과음이라는 '오랜 습관' 대신 절주라는 '새로운 습관'을 정착시키려면 '절주하길 잘했다.'라고 생각할 만한 보상이 필요합니다. 그저 참기만 하는 것이 아니라 긍정적인 면이 있어야 오래 이어갈 수 있습니다. 이때 '나 자신 칭찬하기'라는 작업이 필요합니다.

간단하게는 '절주 일기(94쪽 참고)'를 활용하는 방법이 있습니다. 절주 일기에는 절주를 위한 내 노력이 기록으로 차곡차곡 쌓입니다. 칭찬 기준을 정해두고 '이번 달에는 20일 절주에 성공했으니 이만하면 잘했다!'라는 식으로 스스로를 칭찬해 보세요. 절주한 날은 달력에 스티커를 붙여도 좋습니다. 하나둘 늘어가는 스티커를 보면서 성취감을 얻을 수 있습니다.

'절주 저금'도 있습니다. '금주한 날에는 술값 대신 만 원, 절주한 날에는 오천 원 저금하기' 같은 규칙을 정합니다. 돈이 모이면 좋아하는 것을 사서 자신에게 선물해도 좋겠지요.

방법 11 절주에 성공한 자기 모습을 그려본다

틈날 때마다 절주에 성공한 자기 모습을 머릿속으로 그려봅니다. 바로 다음과 같은 모습입니다.

- 적당한 선에서 멈출 줄 아는 나
- 술을 슬기롭게 활용하면서 여러 방면으로 활약하는 나

일반적으로 스스로를 긍정적으로 평가하는 사람은 성공할 확률이 높고 자신을 부정적으로 평가하는 사람은 실패하기 쉽습니다. 절주도 마찬가지입니다. '나는 절주할 수 있다.'라는 믿음이 가장 중요합니다. 긍정적으로 사고할 줄 아는 사람은 설령 실패하더라도 '실패한 원인을 수정하면 다음엔 더 오래 절주를 지속할 수 있을 것'이라고 긍정적으로 받아들입니다. 실패는 실패로 사라지는 것이 아니라 성공으로 가는 밑거름이 됩니다.

사고방식을 긍정적으로 바꾸고 싶다면 처음부터 과한 목표를 세우기보다는 작은 목표로 성공 체험을 쌓아가는 편이 효과적입니다.

- 술자리를 거절할 수 있다.
- 마트에서 주류 판매대 앞을 아무렇지 않게 지나쳤다.

이처럼 사소해 보이는 일이 모두 성공 체험이 됩니다. 이런 방법을 '스몰 스텝 전략'이라 합니다. 장기적인 절주 습관은 스몰 스텝이 쌓여서 만들어집니다.

방법 12　절주를 결심한 이들과 교류한다

절주는 혼자 할 때보다 절주 지원군이 있을 때 더 효과가 있습니다. 가장 좋은 절주 지원군은 외래 진료에 다니는 것이겠지요. 주치의는 전문적인 지식에 근거해 절주를 지원합니다. 알코올 의존증환자의 음주 욕구를 억제하는 약 '셀린크로(성분명: 날메펜)'(117쪽참고)도 보험이 적용됩니다. [국내의 경우 알코올 의존증 치료에 날트렉손 성분의 '레비아'라는 약이 주로 쓰이며 보험이 적용됩니다.]

절주하려는 의지가 있으면 금주회나 A.A.(Alcoholics Anonymous, 익명의 알코올 중독자들) 같은 자조 그룹에 참가하는 것도 한 가지 방법입니다. 자조 그룹이란 같은 고민과 목적을 가진 사람들이 모여 서로 응원하며 지지하는 비영리 단체를 말합니다. 같은 목표를 향해 노력하는 절주 동료와 유대를 쌓아보세요. 혼자만의 외로운 싸움이 아니라는 위로와 응원을 받을 겁니다.

요즘에는 일면식 없는 사람들이 팀을 이루어 목표 달성을 위해 서로를 격려해 주는 앱도 있습니다. 이런 앱을 활용해 절주 일기를 공유하면서 절주를 지속할 힘을 얻는다는 내원 환자도 있습니다. 동료애 활용의 바람직한 예가 아닐까 싶습니다.

방법 13 술을 대신할 수 있는 즐거움을 찾는다

절주는 단순히 음주량을 줄이는 것이 아닙니다. 술이 필요 없는 새로운 생활을 만들어가는 작업입니다. 아래에서 소개하는 4가지 항목은 절주를 도와주는 동시에 현재 자신의 생활을 돌아보는 계기가 될 수 있습니다.

① 새로운 취미를 만든다

절주를 시작하면서 근력 운동, 캠핑, 등산 등 새로운 취미를 만드는 것은 중요합니다.

예를 들어, 가벼운 조깅을 시작했다가 나중에는 풀코스 마라톤에 참가하게 되면서 자신의 기록 향상을 위해 자연스럽게 술과 멀어지는 경우도 있습니다.

동물을 좋아하고 책임질 수 있다면 반려 동물을 입양하는 것도 추천합니다. 반려동물과 함께하다 보면 '만취하지 않고 안정적인 보호자'로서 책임감이 생깁니다. 또한 '내게는 사랑스러운 존재가 있다.' '나를 사랑스럽게 바라보는 존재가 있다.'고 실감하게 됩니다. 게다가 반려동물을 둔 다른 보호자들과 새로운 인간관계를 맺으며 예전에는 몰랐던 즐거움을 발견할 수도 있겠지요.

② 아침형 생활을 한다

절주를 지속하면 생활 주기를 저녁형에서 아침형으로 바꿀 수 있습니다. 밤에 빨리 잠자리에 들기 위해 술 마시는 시간이 짧아지고 자연히 음주량도 줄어듭니다. 아침이 되면 머리가 맑아져 집중력이 높아지고 작업 효율이 향상됩니다. 출근하기 전 아침 시간을 운동이나 어학 공부에 쓰는 등 시간을 알차게 활용할 수 있겠지요.

아침에 햇볕을 쬐면 감정을 안정시키는 뇌 신경전달물질인 세로토닌의 합성이 촉진됩니다. 초조함과 우울감 등이 줄어들고 기분이 안정됩니다. 생체 시계를 리셋하는 수면 유발 물질인 멜라토닌의 분비도 촉진되므로 빨리 잠에 들 수 있습니다. 아침형 생활을 하면 다양한 이점이 따라옵니다.

③ 새로운 습관을 만든다

앞에서 소개한 새로운 생활 습관을 정착시키려면 이런 습관을 의식적으로 뇌에 새겨넣는 작업이 필요합니다. 다시 말해 '내키지 않아도 우선 행동하는 것'이 중요합니다.

이를테면 집에서 '스트레칭을 한다.'는 행위는 '운동복으로 갈아

입는다. → 스트레칭을 한다. → 기분이 좋아진다.'라는 일련의 행동으로 성립됩니다. 우선 내키지 않아도 운동복으로 갈아입는 것부터 시작합니다. 이 행동이 뇌를 스트레칭 모드로 전환시킵니다.

스트레칭이나 조깅처럼 다소 수고가 따르는 행위와 좋아하는 노래 듣기 등 하기 쉬운 행동을 의식적으로 연결 짓는 방법도 매우 효과적입니다. 이것도 인지 행동 요법 중 하나로 좋은 행동을 습관으로 만드는 방법입니다.

'조깅 중에는 반드시 음악을 듣는다.'라고 조건을 붙이면 달리기가 내키지 않는 날에도 좋아하는 음악을 듣는다고 생각하면서 동기를 부여할 수 있습니다. 그래도 도저히 발을 떼기 힘들 때는 평소에 즐겨 듣는 플레이리스트를 재생해 보세요. 나를 위한 시간 또는 보상으로 작용해 새로운 습관을 형성하는 데 도움이 됩니다.

최근에는 목표를 달성할 때마다 포인트나 상금을 쌓을 수 있는 앱도 있으니 한번 활용해 보기 바랍니다.

④ 생활 방식을 바꾼다

새로운 생활 습관이 어느 정도 자리를 잡으면 쌓인 스트레스를 음주가 아닌 다른 수단으로 해소할 수 있습니다.

하지만 궁극적인 해결책은 조금 다를지도 모릅니다. 스트레스가 쌓이기 전에 누군가에게 편하게 고민을 털어놓을 수 있다면 삶이 더 편해지지 않을까요? 지금까지와는 전혀 다른 관점과 사고방식을 갖추면 스트레스 자체가 사라질지도 모릅니다.

절주에 관해 생각해 보는 일은 자신의 생활 방식과 사고방식을 돌아볼 기회를 줍니다.

방법 14 술은 '상냥한 악마'라는 사실을 명심한다

절주가 일정 궤도에 오르면 생활은 안정을 찾아갑니다. 그런데 술이라는 상냥한 악마는 이때 빈틈을 노립니다. '이제는 마셔도 돼.' '이제 남들 마시는 만큼 마시고 절제할 수 있어.' 하고 귓가에 달콤한 유혹을 속삭입니다. 이것은 모두 악마의 속삭임이라는 사실을 절대 잊어서는 안 됩니다.

술이 가져다준 쾌락의 기억은 강력하게 뇌에 각인됩니다. 알코올 의존이 무서운 이유는 자신도 모르는 사이 알코올 중심의 사고방식으로 자꾸 되돌아가기 때문입니다. 이를 전문 용어로 '병적 퇴행에 따른 재발'이라고 합니다.

재발을 예방하려면 '나는 술을 조절할 수 없다.'는 자각을 계속 해야 합니다. 몇 년 동안 절주했어도 알코올 사용 장애가 재발할 수 있으니 방심은 금물입니다. 금세 다시 술에 세뇌당하는 상태로 돌아갈 수 있습니다. 신뢰할 수 있는 제삼자의 말에 귀를 기울여주세요. 가족의 의견도 중요합니다.

- '요즘 술 마시는 방식이 다시 안 좋아진 것 같다.'라는 얘기를 듣는다.
- 음주한 사실이나 과음한 사실을 가족에게 숨긴다.
- 술과 관련된 일을 비롯해 가족에게 거짓말하는 횟수가 늘었다.

이러한 행동이 눈에 띄게 나타난다면 재발 위험이 가까이 왔다는 신호입니다.

절주·금주를 도와주는
병원 찾기

환자의 목표를 향해 함께하는 절주·금주 치료

최근 일본에서 절주·금주 프로그램을 시행하는 의료 기관이 조금씩 늘어나고 있습니다. 지금부터 제가 진료하는 절주 클리닉을 예로 들어보고자 합니다.

저희 클리닉은 도쿄 도심에 있는 알코올 문제 전문 심료내과[정신건강의학과와 내과가 결합되어 정신건강 문제에서 비롯된 내과 질환을 치료하는 진료 과목]입니다. '알코올 문제'라고 통틀어 말하지만 진료받는 환자의 증상은 매우 다양합니다. '평소에는 전혀 문제가 없는데 가끔 폭음하며 도를 넘는' 수준부터 '금단 증상이 뚜렷하게 나타나는 중증 알코올 의존증'까지 여러 환자가 내원합니다.

2014년 개원했을 때는 금주 외래(단주 외래)만 있었습니다. 1년 후 절주 외래를 추가로 개설해 금주 외래와 절주 외래를 병행하며 현재에 이르렀습니다. 절주 외래에서 치료를 시작하는 사람은 매년 증가하고 있으며, 2019년 3월부터 2020년 8월까지 신규 환자의 약 60%가 절주 외래를 선택했습니다.

주치의는 증상의 정도에 따라 '금주가 필요하다.'고 의학적 견해를 전할 때도 있습니다. 그러나 치료의 중심은 환자 당사자이므로 치료 방침은 기본적으로 환자 본인 의사를 최우선으로 삼습니다. 115쪽을 보면 절주 외래에서 첫 진찰이 어떤 식으로 진행되는지 구체적으로 알 수 있습니다. 주치의는 환자의 증상과 상태를 진찰한 후 의견을 내되, 환자가 희망하는 사항을 최대한 존중하고 그에 맞추어 치료를 진행합니다.

주치의가 '절주는 어려우니 금주가 더 적합하다.'고 판단하더라도 환자 본인이 어떻게든 절주하는 방향으로 진행하기를 원할 때는 '어려울 수도 있지만 그럼 절주부터 시작해봅시다.' 하고 결정되는 경우가 많습니다. 이때 의외로 많은 환자가 절주에 성공합니다.

116쪽을 보면 두 번째 진료 이후의 진행 과정을 알 수 있습니다. 초진에서 임시로 설정한 절주 목표에 따라 환자는 매일 절주 일기를 작성합니다. 두 번째 진료 이후의 외래 진료에서 주치의와 절주 일기를 확인하고 절주 목표 달성 상황에 관해 이야기를 나눕니다. 목표 달성도나 본인의 희망에 따라 절주 목표를 유연하게 변경할 수 있습니다.

통원 빈도는 대략 한 달에 한 번입니다. 절주 방법은 '절주를 지속하는 14가지 방법'(89쪽 참고)과 거의 비슷하지만 혼자 시행하는 것과 절주 외래를 활용하는 데는 몇 가지 차이점이 있습니다.

자기 힘만으로 절주에 임하면 아무래도 결심이 무뎌지기 쉽습니다. 한편 정기적으로 절주 외래에 통원하는 것은 자칫 과음하기 쉬운 상황에서도 효과적인 브레이크로 작용합니다. 절주 목표를 달성하지 못했다고 해서 의사에게 혼나는 일은 없습니다. 그러나 '주치의에게 형편없는 결과를 보여주고 싶지 않다.'라는 마음이 자연스레 생깁니다. 이러한 심리를 이용해 자신이 세운 절주 목표를 지켜나갑니다. '월말에는 꼭 병원 가기'라는 규칙을 세워 스스로 방심할 확률을 낮추는 것이지요.

절주 외래에서는 주치의에게 한층 전문적인 조언을 받을 수 있습니다. 또한 정기적으로 시행하는 혈액 검사를 통해 몸 상태를 객관적으로 평가할 수 있습니다. 검사 결과가 개선되면 절주를 지속하는 데 동기부여가 됩니다. 재발 위험 측면에서도 주치의는 재발 조짐을 민감하게 감지하여 조기에 대응하도록 조치합니다. 더불어 알코올 의존의 원인이 되는 가정 내 문제나 심리적 문제에 대해서도 조언을 얻을 수 있습니다. 우울증, 불안 장애, 불면증 등 합병증이 있는 경우 본인이 희망하면 약물 치료를 받는 것도 가능합니다. 술 없이 도통 잠을 자지 못하는 사람은 술을 마시지 않는 날에만 사용하는 수면 유도제를 처방받을 수 있습니다. 최근에는 의존성이 없는 수면 유도제가 보험 적용 항목에 포함되었으므로 참고하기 바랍니다.

절주 클리닉의 진료 내용

❶ 음주와 관련된 문제에 대해 상세히 듣는다.

❷ 현재 음주 상황(음주 빈도, 1회 음주량 등)에 대해 자세히 듣는다.

❸ AUDIT를 시행하고 중증도를 확인한다. (혈액 검사를 시행하기도 한다.)

❹ 알코올 의존증에 관한 짧은 강의(약 10분)를 시행한다.

❺ 환자에게 의학적 평가·의견을 전한다.

❻ 환자의 희망 사항을 듣는다.

❼ 금주 외래인지, 절주 외래인지 임시로 치료 방침을 정한다.

(최대한 치료로 이어지도록 결정한다.)

절주 외래로 진행하는 경우

❽ 순 알코올양 계산식을 설명한다.

❾ 환자에게 '적당한 음주' '폭음' 등에 관한 지식을 전달한다.

❿ 환자와 상의하여 실현 가능한 절주 목표를 임시로 정한다.

⓫ 절주 일기를 작성하도록 권한다. (절주 앱 활용도 가능)

⓬ 음주 욕구를 줄이는 약 '셀린크로(성분명: 날메펜)' 사용 여부를 임시로 정한다.

⓭ 통원 빈도(보고일)를 정한다.

⓮ 두 번째 진료 이후의 외래를 진행한다. (평가, 목표 재설정 등)

※사쿠라노키 클리닉 아키하바라의 사례

절주·금주를 도와주는 병원 찾기

절주 외래 진행 과정

[초진]

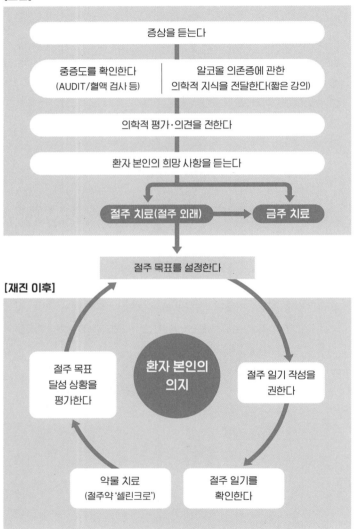

증상을 듣는다

중증도를 확인한다
(AUDIT/혈액 검사 등)

알코올 의존증에 관한
의학적 지식을 전달한다(짧은 강의)

의학적 평가·의견을 전한다

환자 본인의 희망 사항을 듣는다

절주 치료(절주 외래) ➡ 금주 치료

절주 목표를 설정한다

[재진 이후]

환자 본인의
의지

절주 목표
달성 상황을
평가한다

절주 일기 작성을
권한다

약물 치료
(절주약 '셀린크로')

절주 일기를
확인한다

음주 욕구를 억제하는 약 '셀린크로'

절주 외래의 큰 특징 중 하나는 절주약 '셀린크로(성분명: 날메펜)'와 관련이 있습니다. 2019년, 일본에서 제조 판매가 승인된 셀린크로는 알코올 의존증 환자를 대상으로 하는 절주약입니다.

술을 많이 마시게 될 것 같을 때, 음주 1~2시간 전 셀린크로를 복용하면 기분이 과하게 들뜨지 않아 술을 더 마시고 싶다는 생각이 들지 않습니다. 적당한 선에서 음주를 멈출 수 있습니다.

셀린크로는 필요할 때만 사용하는 약이지만 매일 복용하는 것도 가능합니다. 물론 셀린크로의 도움 없이 절주를 지속하는 사람도 많습니다. 다만, 절주 외래와 병행할 때 셀린크로가 절주를 지속하는 데 든든한 조력자가 되어주는 것은 분명합니다.

다소 복잡해 보일 수는 있으나 셀린크로의 작용 기전은 119쪽 그림과 같습니다.

술을 마시면 뇌에서 베타 엔돌핀이라는 신경전달물질의 분비가 증가합니다. 베타 엔돌핀은 뮤 오피오이드 수용체에 결합하여 쾌감을 관장하는 신경전달물질 도파민의 분비를 촉진합니다. 이것이 바로 음주할 때 쾌감을 느끼는 이유입니다. 그러나 균형을 유지하려는 뇌의 성질에 따라 음주 후에는 다이놀핀이라는 신경전달물질의 분비량이 증가합니다. 다이놀핀이 카파 오피오이드 수용체에 결합하여 도파민 분비를 억제하면서 음주 후에는 불쾌한 감정이 일어납니다. 이렇게 음주는 감정 기복을 만들어냅니다.

알코올 의존증 환자가 습관적으로 폭음을 반복하면 뇌에서는 알코올에 대한 신경 전달 신호를 촉진합니다. 술을 마시면 베타 엔돌핀이 대량으로 분비되기 때문에 쾌감을 얻고자 술을 더 마시게 됩니다. 반면 음주 후에는 다이놀핀이 대량으로 분비되므로 술을 마시지 않으면 심한 불쾌감이 찾아옵니다. 이런 불쾌한 감정을 떨쳐버리기 위해 강박적으로 또다시 술을 마실 수밖에 없습니다. 이것이 알코올 사용 장애가 일어나는 메커니즘입니다.

음주 전에 셀린크로를 복용하면 뮤 오피오이드 수용체와 카파 오피오이드 수용체를 임시적으로 막는 효과가 있습니다. 음주로 인해 베타 엔돌핀과 다이놀핀이 대량으로 분비되어도 수용체와 결합할 수 없기 때문에 감정 기복이 완만하게 유지되어 과도한 음주를 하지 않을 수 있습니다.

셀린크로 사용자는 다음과 같은 후기를 전합니다.

"아무 생각 없이 술을 마셨는데, 이제는 술을 마시지 않게 되었다."
"이쯤에서 술을 그만 마셔야겠다는 생각이 든다."
"술이 좀 모자란 듯해도 술을 더 사러 가는 일이 없어졌다."
"2차에 가지 않게 되었다."
"술에 취해 기억이 끊기는 일이 없어졌다."

한편, 셀린크로는 메스꺼움(31.0%), 부동성 어지러움(16.0%), 졸

셀린크로의 작용 기전

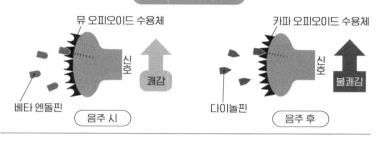

정상 음주자

뮤 오피오이드 수용체 / 카파 오피오이드 수용체

신호 / 쾌감 / 베타 엔돌핀 / 음주 시

신호 / 불쾌감 / 다이놀핀 / 음주 후

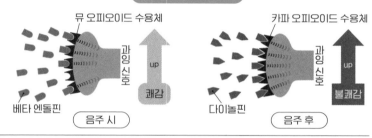

알코올 의존증 환자

뮤 오피오이드 수용체 / 카파 오피오이드 수용체

과잉신호 / up / 쾌감 / 베타 엔돌핀 / 음주 시

과잉신호 / up / 불쾌감 / 다이놀핀 / 음주 후

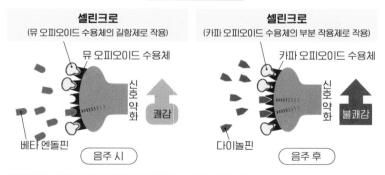

셀린크로 투여 후

셀린크로
(뮤 오피오이드 수용체의 길항제로 작용)

셀린크로
(카파 오피오이드 수용체의 부분 작용제로 작용)

뮤 오피오이드 수용체 / 카파 오피오이드 수용체

신호약화 / 쾌감 / 베타 엔돌핀 / 음주 시

신호약화 / 불쾌감 / 다이놀핀 / 음주 후

쾌감(즐거움, 맛있음, 기쁨, 편안함 등) **불쾌감**(초조, 불안, 우울, 산만, 불면 등)

※ 자료: 오츠카 제약, 인터뷰 형식(2020년 3월 개정 제2판)에서 인용 수정.

음(12.7%), 두통(9.0%), 구토(8.8%), 불면(6.9%), 권태감(6.7%) 등
비교적 부작용이 나타나기 쉬운 약으로 '잘 맞지 않는다.'라고 느끼
는 사람도 있습니다. 절주약에 관심이 있다면 주치의와 상담하기
바랍니다.

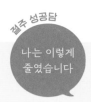

나쁜 술버릇이 인간관계를 무너뜨리다
재택근무 중 낮부터 시작된 음주

사하라 데쓰야(가명·48세)

― 남성·시스템 엔지니어(회사원)·아내와 자녀(16세) 1명

데쓰야 씨의 음주 연대기

20세 | 첫 음주

대학생 때 호기심에 술을 마시고 기분이 둥실 떠오르는 기분을 느꼈다.

24세 | 취직 후 본격적으로 음주 시작

취직 후 스트레스가 쌓여 퇴근길에 술을 마시는 것이 일과가 되었다.

29~31세 | 유학 생활 중 음주 감소

회사를 그만두고 해외 유학을 떠났다. 유학 중에는 공부에 집중하느라 그다지 술을 마시지 않았다.

32세 | 재취업 후 퇴근길 음주 생활 시작

재취업 후 매일같이 술을 마시게 되었다. 회사 사람들에게 술버릇이 나쁘다는 이야기를 자주 들었다.

47세 | 재택근무 중 낮부터 음주 시작. 병원 진찰을 결심

코로나 확산 방지 대책으로 재택근무가 시작되었다. 낮부터 와인이나 위스키를 마시면서 업무를 하게 되었다. 몸 상태가 급격히 망가지고 업무에도 지장이 생겼다. 이대로는 위험하다는 생각이 들어 전문 의료 기관을 방문했다.

아버지와 여동생이 술에 빠졌어도
나만은 괜찮을 줄 알았는데…

"가끔 돌아가신 아버지의 모습이 떠오릅니다. 퇴근하고 오시면 맥주를 큰 병으로 7병씩 마시고 위스키, 청주를 잇달아 마시는 술고래였습니다. 사실은 여동생도 알코올 의존증으로 금주 치료를 받은 적 있습니다. 어머니가 '너만은 술을 조심해라.' 하고 걱정하셔도 저는 그냥 대수롭지 않게 '네, 네.' 하고 넘겼습니다. 그래도 저는 괜찮을 줄 알았는데……."

데쓰야 씨는 당시를 회상하며 말했습니다.

데쓰야 씨는 취직한 후 본격적으로 음주를 시작했습니다. 일이 힘들기도 했고 스트레스를 해소하기 위해 동료와 밤늦도록 술을 마셨습니다. 500cc 생맥주 2잔에 이어 위스키 3~4잔을 빠르게 비워도 데쓰야 씨는 취하지 않았다고 합니다.

"아버지 체질을 닮았는지 저는 술이 센 편이었습니다. 밤늦게 술 마시는 아버지 모습을 오래 봐왔기 때문에 음주에 대한 죄책감은 전혀 없었습니다."

데쓰야 씨에게 술의 매력은 '맛'과 '스트레스 해소'라고 합니다. 처음 술을 마셨을 때는 맥주의 목 넘김이나 위스키의 스모키한 풍미 등 다양한 주류의 맛을 음미하면서 마셨습니다. 그러나 머지않아 술은 스트레스 해소를 위한 수단으로 바뀌었습니다. 데쓰야 씨는 만취할 때까지 술 마시기를 반복했습니다.

직장 동료에게 '데쓰야 씨가 있는 술자리는 위험하다.'라는 말을 듣다

데쓰야 씨가 20대 후반이 되자 술로 인한 문제들이 하나둘 눈에 띄기 시작했습니다.

"술에 취해 아무 데서나 잠이 들어 아침에 길거리에서 깬 적도 있습니다. 전철에서 잠이 들어 지갑을 도둑맞았을 때는 정말 당황했습니다. 뿐만 아니라 술자리에서 직장 선배에게 반말을 해서 나중에 동료한테 '분위기가 험악했었다.'고 전해 듣고 등줄기가 오싹해진 적도 있습니다. 그런데 전혀 기억이 나질 않습니다. 이때부터 술을 마시는 데 죄책감이 들었습니다."

데쓰야 씨는 32세에 더 나은 삶을 꿈꾸며 직장을 옮깁니다. 그러나 바뀐 환경에서도 주 3일은 동료와 후배를 불러 술자리를 만들고, 주 4일은 집에서 술을 마시는 생활이 이어졌습니다. 간을 쉬게 하는 날이 거의 없었습니다. 당시 회사에서는 '데쓰야 씨를 술자리에 부르면 곤란하다.' '데쓰야 씨가 다른 사람에게 술을 엄청나게 먹인다.'는 소문이 돌았습니다.

재택근무 중 낮부터 술을 마시다

폭음이 이어지는 생활이 더욱 엉망이 된 계기는 바로 코로나 확산 방지 대책으로 실시된 재택근무입니다. 재택근무를 하면서 업무 중 비는 시간이 많아졌습니다. 데쓰야 씨는 보통 저녁때가 되어야 술을 마시는데, '낮에 마셔볼까?'라는 충동이 솟구치자 결국 술에 손을 뻗고 맙니다. 처음에는 와인이나 위스키를 홀짝이며 업무를 봤다고 합니다. 그런데 '술을 마시면서 일해도 전혀 문제가 없다.'는 생각이 들면서 낮부터 마시는 술이 아예 습관으로 자리 잡았습니다.

"당연히 음주량이 엄청나게 늘었습니다. 낮부터 계속 마시다가 기억이 끊겨 다음 날 아침에 거실에서 눈 뜨는 날들이 반복됐습니다. 너무 많이 마셔서 얼마나 마셨는지 따져볼 수도 없었습니다. 4리터짜리 대용량 위스키를 다 마시는 데 보름도 걸리지 않았습니다.”

　업무와 폭음을 병행하는 생활은 그리 오래가지 못했습니다. 결국 몸이 비명을 내질렀습니다. 숙취로 극심한 두통과 발열에 시달리고, 권태감이 심해지면서 아침에 일어나지 못해 오전 근무를 쉬는 일이 늘었습니다.

　술이 원인인 줄 알면서도 도저히 음주량을 줄일 수가 없었습니다. 사회생활에도 지장이 생기자 데쓰야 씨는 ‘이대로는 정말 위험하다.’라는 생각에 인터넷으로 이리저리 검색을 했습니다. ‘절주 클리닉’을 알게 되면서 ‘이거라면 나도 할 수 있겠다.’라는 마음이 들었습니다.

‘하루 순 알코올양 100g 이하 섭취’라는 의사의 제안에 안도하다

　“초진에서 의사 선생님이 ‘하루에 얼마나 마시나요?’라고 물으셨어요. 순 알코올양 계산식(91쪽 참고) 설명을 듣고 계산해 봤더니 제가 하루에 섭취하는 순 알코올양이 180~200g이나 됐습니다. 그러자 선생님이 ‘우선 하루에 섭취하는 순 알코올양을 100g 이하로 목표를 잡아보면 어떨까요?’ 하고 제안해 주셔서 무척 안심했던 기억이 납니다. 이제부터 술은 입에도 대지 말라고 하면 어쩌나 내심 걱정했는데 '이 정도면 할 수 있겠다.' 싶어서 마음이 놓였습니다."

데쓰야 씨는 다음과 같은 자신만의 규칙을 세워 절주를 진행하기로 했습니다.

- 집에서는 술을 마시지 않는다.
- 음주 빈도를 줄인다. 특별한 날이나 친구를 만나는 날만 술을 마신다.
- 술을 마실 때는 마시고 싶은 만큼 마신다.
- 절주 앱을 사용하고 월 1회 통원하여 의사에게 보고한다.

진료 후 순 알코올양을 계산하면서 술을 마시는 방식이 많이 달라졌다고 합니다. 데쓰야 씨는 절주 앱을 이용해 음주량을 분석했습니다. 순 알코올양 100g 이상 섭취한 다음 날은 컨디션이 좋지 않다는 사실을 알게 되었고, 한 번 마실 때 순 알코올양 60g을 넘기지 않도록 노력했습니다. 어렴풋한 추측이 아니라 수치로 계산해 보면서 자신이 마시는 알코올양을 객관적으로 바라보게 되었습니다.

전날 술을 마시지 않으면 몸이 가뿐하고 기분이 상쾌했습니다. 하지만 술을 마시지 않는 날이 며칠 이어지면 음주 충동이 마구 몰려와 잔뜩 마셔버리는 때도 있었습니다.

인터넷 절주 커뮤니티와 체험 블로그에서 힘을 얻다

데쓰야 씨의 절주에 동기부여를 해준 것은 술 때문에 힘들어했던 아버지와 여동생의 모습이었습니다.

"아버지는 줄곧 '술만 안 마시면 좋은 사람인데'라는 평가를 받았습니다. 여동생도 알코올 의존증으로 한참 힘들어했습니다. 저만은 절대 그렇게 깊이 빠지면 안 된다는 생각이 음주를 멈추게 했습니다."

데쓰야 씨는 병원 진료와 절주 앱의 도움을 받았습니다.

"한 달에 한 번씩 병원에 다니면서 절주를 잘 실천하고 있다고 보고하다 보니 자연스럽게 의무감이 생겼습니다. 의사 선생님에게 좋은 모습을 보이고 싶다는 생각도 들었습니다. 매일 절주 앱에 기록하고 결과를 보면서 선생님께 조언을 받았습니다."

이 밖에도 절주하는 사람들이 모이는 인터넷 커뮤니티나 체험 블로그를 읽는 것도 도움이 되었다고 합니다.

"열심히 절주를 실천하는 다른 사람들을 보면서 공감하고 '나 혼자만의 고독한 싸움'이 아니라는 힘을 얻었습니다. 또한 인기 유튜버가 알코올 위험성을 해설하는 영상을 보고 엄청난 위기감이 몰려왔습니다. 알코올의 부정적인 면을 객관적으로 인식하게 되었습니다."

데쓰야 씨는 절주를 시작한 후로 술에 대한 인식이 완전히 바뀌었습니다. 데쓰야 씨는 예전에 '술에 취해 조금 실수하는 것쯤은 괜찮다.'라고 생각했습니다. 그러나 과음으로 인한 갖가지 문제를 경험하며 죄책감을 느끼고 몸 상태가 나빠지자 '술은 독이며 몸과 마음에 끼치는 부정적 영향을 잊어서는 안 된다.'는 생각이 들었다고 합니다.

술이 아닌 요리와 근력 운동 등 다른 즐거움을 발견하다

"술의 긍정적인 면과 부정적인 면을 정확히 이해하고 적절한 음주를 즐기는 것이 중요하다고 생각합니다. 술에만 집중하지 말고 다른 즐거움을 발견하는 것도 필요하겠지요."

데쓰야 씨는 지금 한창 요리의 즐거움에 빠져 있습니

다. 와인에 조예가 깊어 와인과 어울리는 요리를 뚝딱 만들어냅니다. 집에서 프랑스 요리를 만들고 와인을 네다섯 시간 졸여서 뵈르블랑 소스를 만듭니다. 아내와 딸도 '맛있다!'라며 칭찬을 아끼지 않는다고 합니다.

마시는 음료에도 공을 들입니다. 술이 마시고 싶을 때는 와인 식초나 사과 식초를 탄산수에 섞어 특별 음료를 만듭니다. 데쓰야 씨는 이 음료를 마시면 음주 욕구가 사그라든다고 합니다.

데쓰야 씨는 5년 전부터 주 1회 헬스장에 다녔는데 코로나 19의 영향으로 개인 지도를 받고 있습니다. 한때는 80kg까지 나갔던 몸무게를 67kg으로 줄이고 이 상태를 지금까지 유지하고 있습니다. 알코올은 근력 운동의 효과를 떨어뜨립니다. 데쓰야 씨는 기껏 날씬해진 몸이 알코올로 다시 망가지는 것은 아깝다는 생각이 들었습니다. 건강을 위해 시작한 운동이 결과적으로 절주에 도움이 되었습니다.

데쓰야 씨는 "절주하는 지금 상태를 쭉 이어가는 것이 저에게 맞는 음주법이 아닐까 싶어요."라고 말합니다. 요리, 근력 운동 등 일상에서 다양한 즐거움을 발견하며 술과 적당한 거리를 유지한다면, 이것이 절주의 이상적인 모습이 아닐까 싶습니다.

코로나 시대, 알코올 의존증이 증가하다

데쓰야 씨는 코로나 19의 영향으로 재택근무가 늘면서 낮부터 술을 마셨습니다. 그리고 건강과 업무에 지장이 생겨도 음주를 멈추지 못해서 클리닉을 찾았습니다. 코로나 시대에 회식이 없어져 좋다는 사람도 있지만, 데쓰야 씨처럼 이를 기점으로 알코올 의존이 진행되거나 증상이 악화된 경우가 많습니다. 이런 현상에는 다음과 같은 업무 환경의 변화가 크게 영향을 준 것으로 보입니다.

- 출퇴근 이동 시간이 사라져서 음주할 수 있는 시간이 길어졌다.
- 재택근무 중 술을 마셔도 관리·감독할 사람이 없다.
- 동료와 잡담을 나누지도 못하고 고독을 느끼기 쉽다.
- 업무 환경의 변화뿐만 아니라 생활 환경의 변화도 간과할 수 없다.
- 헬스장에 가서 운동하거나 여행을 가기도 어려워 기분 전환이 되지 않는다.

알코올 의존증이 진행되면 일이나 취미보다 술에 취하는 것이 우선시됩니다. 데쓰야 씨는 절주를 시작하면서 술밖에 모르던 생활에서 벗어나 요리와 근력 운동이라는 즐거움을 하나둘 발견했습니다. 그리고 균형 잡힌 생활을 다시 한번 이어갑니다. 술은 우리 인생에서 주연이 될 수 없다는 사실을 늘 명심하기 바랍니다.

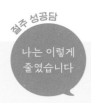

두 번이나 경찰서 신세를 지고
아내의 권유로 찾아간 병원에서 의사는
'음주 브레이크가 망가진 상태'라고 진단했다

도쿠다 다이스케 씨(가명·39세)
— 남성·영업(회사원)·아내와 자녀(1세) 1명

다이스케 씨의 음주 연대기

20세 | 음주를 시작하다

대학 동아리에서 매일같이 술자리가 열렸다. 토할 때까지 술을 마시는 것이 당연한 나날이었다.

23세 | 취직 후 꾸준히 회식에 참석하다

취직 후 주 1~2회 술자리에 참여했다. 하루에 500cc 생맥주 15잔 또는 와인 2~3병을 마셨다. 술에 취할 때마다 기억이 끊겼다.

29세 | 결혼

30세 | 퇴근 후 술자리에서 막무가내 음주를 반복하다

회사 회식만 가면 여전히 한계를 모르고 술을 마시는 생활을 이어갔다. 한 달에 2~3번, 전철에서 잠들어 종점까지 가면 만화 카페에서 밤을 새운 적도 있다.

32세 | 처음으로 경찰서 신세를 지고 아내가 격분하다

늦은 밤, 술에 취해 기억이 끊기고 집에 가지 못해서 경찰서 신세를 졌다. 아내가 차로 데리러 와서 상황은 정리됐으나 아내는 격하게 화를 냈다.

37세 | 또 한 번 경찰서 신세를 지게 되자 아내가 병원 진료를 권하다

술을 마시면서 골프 라운드를 돌고 돌아오는 전철에서 그대로 잠들었다. 경찰서로 인계되어 출산 직전인 아내의 분노를 샀다. 아내가 인터넷으로 찾은 전문 의료 기관에서 진료를 받게 되었다.

만삭의 아내가 경찰서로 데리러 오다

"아이가 태어나기 직전인 시기였어요. 만삭의 아내가 경찰서로 저를 데리러 왔을 때는 정말 스스로 한심하고 아내한테 미안해서……."라고 말하며 다이스케 씨의 표정이 어두워졌습니다. 다이스케 씨는 매년 연말이면 골프를 치러 간다고 합니다. 그때도 술을 마신 후 라운드를 돌고 짐은 친구에게 맡긴 채 기차에 타자마자 의식을 잃었습니다. 정신을 차려 보니 경찰서였다고 합니다.

"경찰서에서 보호를 받아야 했습니다. 데리러 온 아내가 '곧 아이도 태어나는데 이게 무슨 짓이냐, 인내가 한계에 달했다.'고 말하며 격분했습니다. '여기 가서 진찰을 받아봐라!' 하고 아내가 제안한 곳이 사쿠라노키 클리닉 아키하바라입니다.

그런데 그때까지도 저는 사실 제 상태를 심각하게 받아들이지 않았습니다. 가끔 기억이 끊길 뿐 물건을 잃어버리거나 타인에게 피해를 끼친 적은 없었으니까요. 솔직히 '진찰을 받을 정도는 아니다.'라고 생각했지만 아내의 분노를 가라앉히려면 다른 선택지는 없었습니다."

의식이 끊길 때까지 마시던 대학 시절
술에 단련되다

이때는 아직 술 문제를 대수롭지 않게 여겼던 다이스케 씨. 지금까지 어떤 식으로 음주를 해왔을까요.

"술을 처음 마신 건 대학 동아리 회식에서였습니다. 회식에서는 '무조건 많이 마시자.'라는 분위기가 있었습니다. 기억이 끊길 때도 있었지만 친구들과 시끌벅적하게 놀면서 술을 얼마나 많이 마실 수 있을지 겨루기도 했습니다. 이때 술에 내성이 꽤 쌓이지 않았나 싶습니다."

다이스케 씨는 졸업 후 입사한 회사에서 주 1~2회 회식에 참석했습니다. 음주 빈도는 줄어도 한계치까지 술을 마시는 방식에는 변함이 없었습니다.

"500cc 생맥주 15잔 정도는 가볍게 마셨습니다. 한 번에 와인을 2~3병 마시기도 하고, 위스키를 스트레이트로 단숨에 마시는 등 정말 막무가내로 마셨습니다."

블랙아웃, 경찰서 신세…
술로 인한 실수는 셀 수가 없는데

"술을 마시면 속이 뻥 뚫리는 데다 다같이 기분이 고조되는 술자리 분위기를 좋아합니다." 그렇지만 한 번에 많은 양을 마시니 술 때문에 일어난 실수담은 이루 셀 수가 없습니다.

"전철에서 잠들어 종점까지 가게 되면 만화 카페에서 밤새는 일이 한 달에 2~3번은 있었습니다. 경찰서 신세를 진 적도 2번 있는데, 첫 번째는 32살 때 술에 취해 길에서 잠들어서 경찰서로 인계되었습니다. 이때 아내가 데리러 왔습니다. 두 번째는 앞에서 이야기했던 연말 골프 모임 때였습니다."

아내의 권유로 사쿠라노키 클리닉 아키하바라를 방문했을 때 다이스케 씨는 의사에게 이렇게 주장했다고 합니다. "저는 온종일 술 생각만 하는 사람도 아니고 매일 술을 마시고 싶어 하지도 않습니다. 술은 친구들과 즐겁게 식사하는 도구로 활용할 뿐이니 알코올 의존증은 아니에요."

의사의 대답은 이러했습니다. "알코올 의존증은 늘 술을 마시는 사람이 아닙니다. 한 번 마시면 멈추지 못하는 사람입니다. '브레이크가 망가진 차'와 같아요. 그러니 습관적 음주를 하지 않더라도 의존증일 수 있습니다.(51쪽 참고)"

다이스케 씨는 그 말을 듣고 가슴이 철렁 내려앉았다고 합니다.

"이 상태가 더 진행되면 내 몸과 마음이 무너질까 봐 무서워졌습니다. 그때 37살이었는데 건강도 슬슬 불안해질 나이고, 아이도 태어나니 술을 조금 조절하는 편이 좋겠다는 생각이 들었습니다. 그래서 긍정적으로 절주에 임해 보리라 결심했습니다."

술 한 잔 마시면 물 한 잔 마시기

다이스케 씨는 다음과 같은 규칙으로 절주를 진행했습니다.

- 술 마시지 않는 날, 즉 간을 쉬게 하는 '휴간일'을 따로 정하지 않는다.
- 술을 한 잔 마시면 반드시 물을 한 잔 마신다.
- 2개월에 1회 병원을 방문하여 절주 앱 결과를 의사에게 보고한다.

"술과 물을 번갈아 마신다는 규칙은 좀 특이하지요. 술을 한 잔 마시고 물을 한 잔 마시면 물로 알코올이 희석되고 배가 금방 불러서 술을 많이 마시지 않게 됩니다. 급하게 취하지 않는다는 효과도 있습니다.

절주 앱의 도움도 많이 받았습니다. 절주 앱은 내가 몇 잔을 마셨는지 수치로 보고 객관적으로 파악할 수 있습니다. 술자리에서 테이블 위에 휴대폰을 두고 절주 앱에 입력하면서 마시기 때문에 '오늘은 많이 마셨으니 그만 마셔야겠다.' 하고 브레이크가 작동합니다. 처음에는 동료들에게 '이런 앱으로 관리하고 있어.'라며 가볍게 보여줬습니다. 실제로 술자리에서 기록하면서 마시는 제 모습을 보고 이제 그 누구도 제게 술을 끈질기게 권하지 않습니다."

와인을 즐기며 음주량이 절반 이하로

그런 나날을 보내는 와중에 코로나로 회식이 아예 사라지면서 다이스케 씨는 집에 있는 시간이 늘어났습니다. 이 기회에 와인에 도전해 보고자 마음먹은 것이 커다란 전환점이 되었습니다. 와인에 흠뻑 빠져서 결과적으로 절주에 도움이 되었습니다.

"와인은 입에 머금는 시간, 온도 등에 따라 맛이 달라집니다. 음식에 와인을 곁들이거나 와인만 따로 마실 때 그 맛이 또 달라집니다. 코로 빠져나오는 향도 좋고 마시면 마음이 느긋해지는 것도 와인의 매력입니다. 와인을 한껏 음미하느라 식사 시간이 1~2시간이나 걸릴 정도입니다.

사는 동안 술을 최대한 마실 수 있는 양은 어느 정도 정해져 있다고 합니다. 예전에는 술이라면 뭐든 상관없었지만, 지금은 값보다 맛을 우선해서 이왕이면 좋은 와인을 택합니다. 술자리에 초대되어도 맥주와 물을 적당히 마시면서 1차가 끝나면 집에 옵니다. 그리고 집에서 와인을 즐깁니다. 결과적으로 예전보다 음주량이 절반 이하로 줄었습니다."

예전에는 와인 2~3병을 한 번에 마셨던 다이스케 씨는 지금은 와인 1병을 3~4일에 걸쳐 음미한다고 합니다.

다이스케 씨의 절주를 지탱해 주는 버팀목은?

"저한테는 와인이 절주를 이어가게 하는 버팀목입니다. 와인 덕분에 다른 주종에 흥미가 사라지기도 했고요. 아이의 존재도 영향이 큽니다. 아빠로서 건강에 신경 써야 하니까요. 과음하던 시절에는 다음 날 숙취로 심한 두통과 권태감에 시달리느라 직장에서도 능력을 제대로 발휘하지 못했습니다. 주말에도 오전 내내 늘어져 있기가 일쑤였어요. 그런데 절주를 시작하고 나니 몸이 가뿐해지고 하루를 상쾌하게 시작할 수 있게 됐습니다. 이제 아빠가 됐는데 길가에서 잠들 수는 없지요. 하하. 아이한테 추태를 보일 수 없다는 마음으로 절주를 이어가고 있습니다."

절주는 혼자 힘으로 불가능하다

다이스케 씨는 진료 때마다 '나 혼자의 의지만으로는 어렵다.'는 점을 새삼 느꼈다고 합니다. 예전에는 '이제 정말 술을 마시지 말아야지.'라고 굳게 다짐해도 일단 술이 들어가면 흥이 오르면서 한계치까지 폭음하는 일이 반복됐습니다. 그런데 지금은 '절주 규칙을 정하고 절주 앱으로 기록하면서 의사에게 조언을 받는 전략'을 활용합니다. 이런 방식이 다이스케 씨에게 딱 맞았습니다.

"혼자 노력하기는 힘드니까 제삼자에게 객관적으로 판단 받을 기회가 필요했습니다. 진료를 받은 건 제게 정말 의미 있는 일이었습니다. 의사 선생님뿐만 아니라 진료를 권하고 함께 애써준 아내에게도 매우 고맙습니다."

적정 거리를 유지하지 않으면 술은 흉기가 된다

다이스케 씨는 금주를 희망하지 않고 이대로 절주를 이어가고 싶다고 강조합니다. 다이스케 씨에게 술은 어떤 의미를 지닐까요?

"술은 음식을 더 맛있게 만들어주고 즐거운 대화를 무르익게 하는 도구입니다. 핵심은 그 도구를 어떻게 활용하느냐겠지요. 도가 지나치면 술이 얼마나 몸과 마음을 망가뜨리는지 이제는 압니다. 양날의 검처럼 늘 조심히 다루어야 하죠. 술은 금세 몸을 망가뜨리는 흉기가 되기도 하니까요. 술의 특징을 제대로 이해하고 어떻게 조절하면서 마시는지가 가장 중요하다고 생각합니다.

와인의 심오함에 눈을 뜨고 나니 와인 전문가 자격증
을 취득해서 지식을 넓혀가고 싶다는 목표가 생겼습니다.
이제 술고래에서 졸업하고 싶습니다. 와인을 한껏 음미하
며 즐기고 싶은 이 마음을 소중히 하면서 절주를 이어갈
생각입니다."

술은 음미하는 것이지, 취하기 위한 도구가 아니다

진료를 결심하는 데는 누구나 용기가 필요합니다. 다이스케 씨는 진료를 권해준 아내에게 구원을 받았습니다. 마침 곧 아빠가 되는 인생의 중요한 시점이라는 것도 치료를 시작하는 계기가 되었을 것입니다.

다이스케 씨는 술을 한 잔 마시면 물을 한 잔 마신다는 절주 규칙을 세웠습니다. 자신에게 맞는 방식을 발견하는 것도 절주를 원활하게 이어가는 데 중요합니다. 사람들 앞에서 절주 앱을 기록하고 적절히 활용하는 것도 좋은 방법입니다.

다이스케 씨처럼 '술을 매일 마시는 것은 아니니 알코올 의존증이 아니다.'라고 생각하는 사람이 많을 겁니다. 알코올 의존증은 알코올 사용 장애입니다. 다이스케 씨처럼 술을 매일 마시지 않아도 알코올 의존증(남용형 알코올 사용 장애)일 수 있습니다.

알코올 의존증이 진행되면 점차 술 종류와 브랜드를 따지지 않고 값싸고 도수 높은 술을 찾게 됩니다. 쉽게 취할 수 있으면 무슨 술이든 상관없습니다. 다이스케 씨는 절주를 시작하고 요리와 어울리는 와인을 천천히 음미하는 즐거움을 발견했습니다. 술은 식사를 구성하는 하나의 요소에 지나지 않습니다. 진탕 취하기 위한 도구가 아니라는 점을 꼭 기억하기 바랍니다.

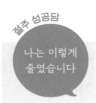
절주를 시작하고 간 기능이 회복되다
아내와 함께하는 캠핑의 즐거움

한자와 마사히코 씨(가명·57세)

− 남성·시스템 엔지니어(자영업)·아내와 둘이 생활

마사히코 씨의 음주 연대기

18세 | 음주를 시작하다

동네 형들과 처음 술을 마셨다. 다 같이 시끄럽게 떠들며 즐기는 술자리였다.

20세 | 대학 친구들과 매일 술 마시는 생활을 이어가다

대학 친구들과 매일같이 술을 마셨다.

22세 | 취직 후 직장 동료와 술을 마시러 다니다

취직 후 직장 동료와 함께 술을 마시러 다녔다. 1차는 선술집에서 맥주, 2차는 주점에서 위스키 온더록스(온더락)를 마시는 것이 정해진 코스였다.

26세 | 이직 후 차로 출퇴근하면서 술 마실 기회가 줄다

직장을 옮기고 차로 출퇴근을 하게 되면서 술 마실 기회가 확 줄었다.

33세 | 도쿄로 직장을 옮기고 다시 술을 마시는 생활을 시작하다

직장을 옮기고 도쿄에서 출퇴근을 하게 되었다. 회사 주변에 술집이 많고 애주가인 상사가 불러내는 통에 매일 함께 술을 마셨다. 주말에는 집에서 마셨다.

43세 | 회사를 그만두고 자영업을 시작하다. 매일 술 마시러 다니는 생활은 그대로

회사를 그만둔 후 도쿄에 사무실을 차리고 자영업을 시작했다. 주위에 음식점이 많아 매일 술을 마시러 다니는 생활에는 변함이 없었다.

현관에서 잠드는 추태를 보이다

마사히코 씨가 절주를 결심하고 진료를 받은 것은 55세 때였습니다. 매일같이 술을 마시고 현관에서 잠드는 추태를 보이기 일쑤였던 마사히코 씨에게 아내는 '도를 넘었다. 병원에 가봐라.'라고 말하며 격분했다고 합니다.

"아내는 틈만 나면 '술을 좀 자제하라고' 제게 당부했습니다. 그렇게 번번이 말해도 추태를 반복하니까 결국 치료가 필요하다고 생각했겠지요. 저도 반성하면서 인터넷으로 검색을 하다가 '절주'라는 방법을 찾았습니다. 갑자기 술을 딱 끊기는 아무래도 어려울 것 같아서 절주 치료를 진행하는 사쿠라노키 클리닉에 진료를 예약했습니다."

진찰을 받으며 지금까지의 음주 상황을 돌아보게 된 마사히코 씨. 잘못된 음주법을 몇십 년이나 지속해 왔음을 깨달았습니다.

상사에게 매일 밤 불려가
선술집부터 주점까지 정해진 코스를 돌다

마사히코 씨는 학생 때 동네 형들의 권유로 음주를 시

작했습니다. 원래 술이 센 체질이라 많이 마셔도 힘들지 않았고 그저 다 같이 떠들썩하게 즐기는 술자리가 좋았다고 합니다. 그러다 500ml 맥주를 20병 정도 마시게 된 다이스케 씨. 취직한 후로는 일주일에 2~3회 상사나 동료와 함께 술을 마시러 다녔습니다. 1차는 선술집에서 맥주, 2차는 주점에서 위스키 온더락을 마시는 생활이 이어졌습니다. 그래도 쓰러지지 않고 집에는 잘 왔다고 합니다.

가장 많이 마셨던 때는 33세에 이직을 하고 도쿄에서 출퇴근하면서부터였습니다. 매일 상사가 '오늘도 가야지!'라며 마사히코 씨를 불러냈습니다. 어김없이 1차는 선술집, 2차는 주점이었습니다. 맥주부터 위스키까지 끊임없이 마셔대는 나날이 계속됐습니다. 막차를 놓치고 택시로 귀가하는 생활이 10년 정도 이어졌습니다. 당연히 다음 날 숙취로 인해 몸 상태가 엉망진창이 되었지만 어떻게든 일은 했다고 합니다.

'어제는 너무 많이 마셨어. 다음에는 좀 덜 마셔야지.'라며 반성하고 또 술을 마시러 갔습니다. 몸이 힘든 것은 까맣게 잊어버리고 엄청난 양을 마셨습니다. 회사를 그만두고 자영업을 시작한 후에도 음주 생활은 달라지지 않았습니다. 음식점이 즐비한 도쿄 시내에 사무실이 자리한 영향 때문에 직원들과 매일같이 술 마시는 나날이 이어졌

습니다. 요산치가 높은 맥주는 피하고 칵테일 10잔 정도
를 가볍게 마셨습니다.

길에서 넘어져 팔이 부러지다!

과도한 음주가 매일같이 이어지며 술로 인한 사건·사고
도 끊이지 않았습니다. 가장 큰 사고는 팔이 골절된 일입
니다.

"어쩌다 부러졌는지는 취해서 잘 기억이 나지 않습니
다. 아픔을 느끼지도 못했어요. 넘어졌을 때 팔을 잘못 짚
어서 부러진 것 같다고 의사가 말하더군요. 두 번이나 수
술하고 겨우 나았습니다. 그때 아내가 기겁했지요."

이런 무용담을 차곡차곡 쌓아가던 마사히코 씨가 다다
른 곳은 사쿠라노키 클리닉이었습니다. 처음에는 '정말로
술을 줄일 수 있을까?'하고 반신반의했다고 합니다.

진료를 시작할 때는 2주에 1회 진료를 받다가 이내 1개
월에 1회로, 지금은 2개월에 1회 병원을 방문합니다. 현재
마사히코 씨는 다음과 같은 절주 목표를 세웠습니다.

• 2주 단위로 음주량을 집계한다.

- 2주 동안 적어도 7일은 마시지 않는다.
- 2주 단위로 하루 평균 순 알코올양 20g만 섭취한다.
- 매일 절주 앱에 기록하고 2개월에 한 번 의사 선생님께 보고한다.

마사히코 씨는 절주약을 처방받습니다. 그러나 평소에는 복용하지 않습니다.

"저는 약을 먹어도 술을 마시게 돼서 부작용으로 다음 날까지 어지러움이 남아요. 그래도 접대 때문에 업무상 어쩔 수 없이 술을 마셔야 할 때만 가끔 약을 먹습니다. 약의 작용보다는 약을 먹으면서까지 술을 마신다는 것이 바보 같다는 기분이 들면서 음주 브레이크가 작동해 과음을 방지하는 것 같습니다."

의지가 약해서
술을 못 끊는 것이라고만 생각했다

진료를 받고 알코올 의존증을 제대로 이해하고 나니 술을 바라보는 관점이 완전히 달라졌습니다. '알코올 의존증은 질병'이라는 말이 마사히코 씨에게 엄청난 충격을 안겨줬다고 합니다.

"한 번 마시면 멈추지 못하니 알코올 의존증일지도 모른다고 진찰 전부터 생각은 했습니다. 근데 술을 끊지 못하는 건 단순히 의지가 약해서인 줄 알았습니다. 마음을 고쳐먹는 방법밖에는 없다고 생각했어요. 그런데 의사 선생님이 알코올 의존증 메커니즘을 설명해 주며 '질병이기 때문에 의지만으로는 되지 않는다.'라고 하셨을 때 가슴이 덜컥 내려앉았습니다. 이때껏 제힘으로 음주 방식을 바꾸지 못한 것도 이해가 됐어요. 의사 선생님의 조언을 받으면서 음주법을 바꿔 나가면 된다는 걸 알고 나니 마음이 한결 가벼워졌습니다."

마사히코 씨는 의사의 지시대로 처음에는 절주 앱 사용과 더불어 음주일, 음주량을 직접 그래프로 기록했습니다. 코로나 확산 방지를 위해 외부 활동이 제한됐을 때는 음주일이 급격히 줄고, 제한이 완화된 시기에는 음주일이 눈에 띄게 증가하는 것이 그래프에 나타났습니다. 음식점의 영업 상황에 따라 크게 좌우되고 있었습니다. 그렇지만 현재는 일주일 중 절반은 술을 마시지 않습니다. 외부 활동 제한이 거의 없어진 지금도 예전처럼 아침까지 술을 마시는 날은 없다고 합니다.

알코올 의존증은 질병이므로
조기 치료가 중요하다

마사히코 씨는 SNS도 적절히 활용했습니다. 알코올 의존증 그룹에 가입하고 다양한 사람들의 사고방식을 접하며 자신을 되돌아보는 기회를 얻었다고 합니다.

"많은 사람이 알코올 의존증인 사람은 병원에 입원하든가, 정신이 아예 망가지든가, 밑바닥까지 떨어져 지옥을 봐야 술을 끊는다고 말합니다. 그런데 그건 잘못된 생각 같습니다. 밑바닥까지 떨어지면 너무 늦습니다. 건강, 신용, 가족, 돈 등 너무 많은 것을 잃게 되지요. 알코올 의존증은 질병이므로 조기에 진료를 받고 치료하는 것이 중요하다고 생각합니다. 상처가 깊어지기 전에 빨리 나을 수 있으니까요. 본인이나 가족이 알코올 의존증에 관해 올바른 지식을 가지고 있으면 치료에 도움이 됩니다."

절주 후 간 기능, 혈압, 요산치가 정상치로

절주를 시작하고 마사히코 씨의 건강 상태는 몰라보게 개선되었습니다. 간 기능을 측정하는 감마 지티피(γ-GTP)

수치는 400U/L에서 40U/L로, 수축기 혈압 수치는 200mmHg에서 120mmHg로 낮아졌습니다. 요산치는 10.0mg/dL에서 4.0mg/dL로 모두 정상 범위에 들어왔습니다.

"건강상 수치뿐만 아니라 생활도 완전히 달라졌어요. 예전에는 금요일 밤부터 술을 마시면 토요일은 온종일 누워 있었습니다. 그런데 이제는 주말에 술을 거의 마시지 않기 때문에 아내와 쇼핑도 하고, 두 달에 한 번꼴로 캠핑이나 여행을 갑니다.

캠핑 갈 때는 운전을 해야 하니까 출발 전날부터 집에 돌아올 때까지 술을 마시지 않습니다. 절주를 시작하기 전에는 여행지에서도 폭음과 숙취 때문에 다음 날 일정을 절반도 소화하지 못했어요. 그런데 술을 피하니까 여행을 정말 만끽하게 되네요."

업무상 술의 도움도 많이 받았기에 술이 나쁘다고는 생각하지 않는다

마사히코 씨는 알코올 의존증을 깊이 이해하면서 술이 강력한 의존성 약물이라는 사실도 알게 되었습니다. 그래도 마사히코 씨에게 술의 이미지는 그리 나쁘지 않습니다.

"음주 기회의 절반은 업무상 회식이었습니다. 술을 마시며 많은 사람과 인연을 맺었고 그 덕에 사업을 원만하게 진행할 수 있었어요. 직장 동료와 소통할 때도 술은 도움이 되었습니다. 술 때문에 힘들었던 적도 많지만, 술에 도움을 받은 부분도 적지 않습니다. 그래서 저는 '잘못된 방식'으로 술을 마셨을 뿐이라고 생각합니다. 아내도 '완전히 술을 끊는 것'은 바라지 않았습니다. 제 상황을 이해해줬기 때문이지요."

'만약 진찰을 받지 않고 잘못된 음주법을 지속했다면 아내는 한계에 달해 이혼하자고 했을 거예요.'라고 마사히코 씨는 웃으며 말합니다. 그러나 마사히코 씨에게는 늘 든든한 지원군 아내가 있었습니다.

"아내가 진료를 권해준 것이 얼마나 고마운지 모릅니다. 예전부터 어렴풋이 '알코올 의존증인가?' 생각했거든요. 그런데 스스로 인정하기도 어렵고 직접 병원을 찾아갈 엄두는 나지 않았습니다. 지금의 제가 있는 것은 아내와 의사 선생님 덕분입니다."

요즘 마사히코 씨는 절주를 안 했다면 만들지 못했을 아내와의 시간을 소중히 여기며 캠핑과 여행을 마음껏 즐기고 있습니다.

의료 기관의 힘을 빌려도 된다

'알코올 의존증은 소중한 인간관계나 사회적 위치, 건강 등을 다 잃는 경험을 해봐야만 낫는다.'라고 말하는 사람도 있습니다. 가능한 한 의료 관계자는 개입하지 않고 환자 본인이 '바닥을 찍을 때까지 기다려야 한다.'라고 말하던 시기도 있었습니다. 하지만 그때까지 기다리면 너무 늦습니다. 몸과 마음이 망가질 대로 망가져 손을 쓰기가 어려워집니다. 요즘은 '바닥을 찍기 전에 치료를 시작하기'를 권합니다. 그런 치료법 중 하나가 절주 치료입니다.

마사히코 씨는 알코올 의존증을 제대로 이해한 덕분에 절주 치료를 결심했습니다. 알코올 의존증이 질병임을 깨닫고는 자신의 의지 문제가 아니라는 것을 알아차렸습니다. '혼자서 해결하기 힘든 질병이라면 의료 기관의 도움을 받아야겠다.'라고 치료의 필요성을 인식했습니다. 마사히코 씨의 말대로 알코올 의존증은 질병이므로 조기 진료가 중요합니다.

앞으로 마사히코 씨의 인생에는 술보다 중요한 아내와의 시간이 쌓일 겁니다. 캠핑이나 여행 등 운전할 일이 많은 취미는 자연스럽게 술을 피하게 하므로 절주에 도움이 됩니다.

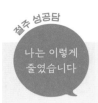
혼자 힘으로는 술을 끊을 수 없다고
깨닫자마자 클리닉의 문을 두드렸다

요코야마 도모코 씨(가명·43세)
– 여성·주부·남편과 둘이 생활

도모코 씨의 음주 연대기

22세 | 음주를 시작하다

사회인이 되어 혼자 자취를 하면서 음주를 시작했다.

26세 | 결혼 후 음주량이 늘다

결혼하고 전업주부가 되었다. 남편의 전근이 잦아 친구를 만들지 못하고 집에만 틀어
박혀 술을 마셨다.

30대 초반 | 집안일에 소홀해지고 몸무게가 점점 늘었다

연일 숙취에 시달리며 집안일에 소홀해졌다. 술과 안주 때문에 몸무게가 7kg이나 증가
했다. 음주에 따른 폐해를 서서히 느꼈다.

38세 | 집을 사면서 생활이 안정을 찾자 금주를 고민하다

집을 사면서 생활에 큰 변화가 찾아왔다. 한편 술을 마시면 기억이 끊기는 일이 잦아져
금주를 결심했다.

39세 | 혼자 힘으로 금주하기가 어려워 클리닉을 방문하다

금주를 시작했지만 잘 진행되지 않았다. '혼자서는 불가능하다.'고 느끼며 사쿠라노키
클리닉을 찾았다. 항주제를 복용했지만, 술을 끊지 못하고 1년 만에 통원 치료를 단념
했다.

42세 | 술과 안주 때문에 몸무게가 증가해서 다시 클리닉의 문을 두드리다

술과 안주 때문에 몸무게가 5kg 더 늘고 숙취 때문에 몸 상태가 악화되었다. 다시 사쿠
라노키 클리닉을 방문하여 진료를 받고 이번에는 절주 치료를 시도하기로 했다.

남편의 근무지를 따라 이사 후
집에 있는 시간이 늘면서 음주량이 급증하다

도모코 씨는 22세에 사회인이 되고 자취 생활을 시작한 무렵부터 술과 가까워졌습니다. 마시는 양은 500ml 맥주 2캔 정도였지만 거의 매일 마셨다고 합니다.

그러다 도모코 씨는 26세에 결혼해 전업주부가 됩니다. 남편도 애주가여서 밤 9시쯤 남편이 귀가하면 함께 저녁을 먹으면서 술을 마셨습니다. 술이 가져다주는 고양감 속에서 그날 있었던 일을 웃으며 이야기하는 그 순간이 도모코 씨에게 매우 소중한 시간이었다고 합니다.

전근이 잦은 남편을 따라 3년에 한 번꼴로 이사를 했습니다. 이런 상황은 도코모 씨의 음주 생활에 매우 커다란 영향을 주었습니다.

"이사 간 곳에는 가족과 친구들이 가까이에 없으니 집에 있는 시간이 점점 길어졌습니다. 고독과 외로움을 달래기 위해 술을 마셨어요. 많이 마실 때는 500ml 맥주 1캔에 와인 1병까지 비우는 날도 있었습니다. 음주량이 확연히 늘어났어요."

숙취로 몸 상태가 나빠져
저녁 준비가 힘들어지다

　이러한 음주 생활을 이어가며 30대 초반이 되자 술과 관련된 다양한 문제가 나타났습니다. 우선 몸 상태가 안 좋아서 저녁 준비를 하지 못하고 가게에서 만들어진 반찬을 사 오는 횟수가 늘었습니다.

　"숙취 탓이라는 걸 알면서도 남편한테는 '감기에 걸려서 식사 준비를 못했다.'라고 둘러댔습니다. 남편은 아무 말도 안 했지만 스스로 '또 집안일을 제대로 못했다.'라는 죄책감에 마음이 무거웠어요. 그런데도 그런 날이 점점 더 잦아졌습니다."

　이에 더해 몸무게가 느는 것도 고민이었습니다. 술을 마시면서 종종 안주를 먹기는 했지만 한 달 만에 체중이 7kg이나 늘어 도모코 씨는 깜짝 놀랐습니다.

　"아침에 쓰레기통을 보니 과자 봉지며 라면 봉지가 엄청 많았습니다. '내가 어제 이렇게 많이 먹었나?' 하고 놀랐어요. 라면을 끓인 기억조차 없었거든요."

기억이 끊기는 일이 늘어
'금주'를 결심하다

38세가 되고 도모코 씨의 생활에 커다란 변화가 찾아왔습니다. 남편의 근무지가 정해지고 집을 갖게 되자 안정적인 생활이 시작됐습니다. 한편, 도모코 씨는 술을 마시고 기억이 끊기는 일이 늘어 걱정됐습니다. 건강 검진에서는 간 수치에 이상이 나타났지만 '간보다 뇌에 이상이 생긴 것은 아닐까?'하고 무서워졌습니다. 생활의 변화를 계기로 술을 끊어보고자 처음으로 굳게 마음먹었습니다.

"쉽게 끊을 수 있을 줄 알았는데 그렇지 않았습니다. 한 달 동안 술을 전혀 마시지 않았는데도 한 번 마시면 오히려 전보다 음주량이 늘었습니다. 캔 맥주를 딴 후에는 결국 와인까지 마셔버립니다. 이제는 술을 끊는다는 생각만 해도 정말 괴로워집니다."

도모코 씨는 혼자 힘으로는 끊지 못한다는 것을 몸소 깨달으며 인터넷에 '알코올 의존증'을 검색했습니다. 그렇게 찾아낸 사쿠라노키 클리닉에 진료를 예약한 것이 39세 때의 일입니다.

진료를 시작했으나 1년 만에
통원을 포기하다

"금주를 시작하면서 의사 선생님께 항주제를 처방받았습니다. 그래도 완전히 술을 끊을 수는 없었어요. 통원하면서 종종 집에서 술을 마시고 있었는데 어느 날 말도 안 되는 일이 일어났습니다."

항주제를 복용한 직후 무심코 술을 마신 도모코 씨. 그러자 식은땀, 눈물, 콧물, 소변 등 체내의 온갖 수분이 갑자기 분출되는가 싶더니 한꺼번에 확 뿜어져 나왔습니다. 욕실로 기어가 쓰러지면서 그야말로 '죽을 뻔한 경험'을 했습니다. 온몸에 힘이 빠지고 하루 만에 몸무게가 3kg 줄었습니다. 죽을 고비의 상황에서도 음주를 멈추지 못했던 도모코 씨는 '병원에 다니는 건 효과가 없다.'는 생각에 치료를 그만뒀습니다.

그 후 스스로 '일주일 술 마시면 그다음 주는 마시지 않기'라는 음주 주기를 정했습니다. 다만 많이 마실 때는 500ml 맥주 1캔에 와인 1병까지 비웠습니다.

도모코 씨가 다시 사쿠라노키 클리닉에 다녀야겠다고 결심한 것은 42세 때였습니다. 한 달 만에 몸무게가 5kg이나 늘고, 숙취로 인해 몸 상태가 좋지 않아 저녁을 준비하지 못하는 날이 이어졌기 때문입니다.

다시 찾은 병원에서
'절주부터 시작해 봅시다'

"의사 선생님께 상황을 이야기했더니 '술을 끊을 수 없다면 절주부터 시작해 볼까요?' 하고 새로운 치료법을 제안해 주셨어요. 셀린크로도 처방받았습니다."

도모코 씨는 매일 셀린크로를 복용했습니다. 셀린크로는 도모코 씨에게 잘 맞았습니다.

"셀린크로를 먹으니 맥주 1캔만 마셔도 '더 안 마셔도 되겠다.'라는 기분이 들었습니다. 여태껏 아예 마시지 않거나 폭음하거나 둘 중 하나만 생각했는데 '왜 브레이크가 걸리지?' 하고 신기한 기분이 들었습니다. 예전에는 와인 1병을 따면 꼭 다 마셨는데, 지금은 다 마시지 않아도 '오늘은 그만 마시자.'라는 생각이 들어요."

현재 도모코 씨의 절주 규칙은 다음과 같습니다.

- 주 3일은 간을 쉬게 하는 '휴간일'을 만들고 주 4일 술을 마신다.

- 하루에 마시는 양은 500ml 맥주 1캔 정도 또는 와인 반병 정도로 제한한다.
- 음주일에는 셀린크로를 반드시 복용한다.
- 절주 일기를 쓰고 월 1회 병원을 방문한다.

"제가 금주를 하면 남편과 함께 술을 마시지 못하게 되니까 남편이 밖에서 마시지 않을까 싶습니다. 부부가 함께하는 시간이 줄어드는 건 피하고 싶으니 제게는 절주가 적합한 것 같아요. 휴간일에는 저녁 반주하는 남편 옆에서 탄산음료를 마십니다. 식사하면서 무언가를 마시는 버릇이 남아 있어서 저한테는 목 넘김이 시원한 탄산음료가 잘 맞습니다."

절주 앱을 통한 관리가 자극이 되다

도모코 씨에게 버팀목이 되어준 것은 절주 앱입니다.

"절주 상황이 시각화되어 한눈에 파악하기가 쉬웠어요. 술을 안 마신 날이 며칠 이어지면 '더 힘내야지.'라는 생각이 들었고, '한 잔 더 마시면 과음 스티커가 붙을 테니 그만 마셔야겠다.' 하고 자제할 수도 있었어요. 덕분에

약 복용도 잊지 않고 챙길 수 있었어요. 절주 앱은 제겐 정말 유용하고도 소중한 존재입니다."

절주 앱과 마찬가지로 클리닉 통원도 절주에 도움이 된 것은 분명합니다.

"제 주변에 '이 사람도 혹시 알코올 의존증이 아닐까?' 생각이 드는 사람이 있었는데 '술이 센 체질이라 괜찮다.'라며 절대 병원에 가지 않으려고 합니다. 저는 혼자 힘으로는 술을 끊지 못하던 시점에 '음주 문제'가 있다고 인정하고 전문가의 힘을 빌렸기 때문에 절주로 한 발 내디딜 수 있었습니다. 그때 용기를 내서 정말 다행이라고 생각합니다."

늘 마음 한구석에 불안이 있다

도모코 씨는 음주량이 줄어 긍정적인 변화를 실감하고 있지만 '예전 상태로 돌아가면 어쩌지?'라는 불안이 마음 한구석에서 사라지지 않는다고 합니다.

"겉으로는 순조로워 보일지 몰라도 사실 지금 상태를 유지하려고 하루하루 최선을 다하는 중입니다. 지금은 이사할 일도 없고, 안정된 생활 덕에 마음에 여유가 있지만 어떤 계기로 정신적 충격을 받으면 분명히 예전 상태로 돌아가버릴 것만 같아요. 늘 아슬아슬하게 절주에 매달려 있는 상태입니다."

개를 기르면서 생활이 건강해지다

절주를 시작하고 도모코 씨의 몸 상태에도 큰 변화가 나타났습니다. 예전에는 숙취 때문에 아침부터 온몸에 나른함이 가시질 않았는데, 지금은 개운하게 잠에서 깨고 몸이 가벼워졌습니다. 또 시바견을 키우면서 건강한 생활에 박차가 더해졌습니다.

"예전부터 남편이 개를 기르고 싶다고 했고 술에 드는 돈이 줄어들어 여유가 생긴 만큼, 반려동물을 키워도 되겠다고 생각했습니다. 아침저녁으로 강아지와 30분씩 산책을 하는데 저한테도 운동이 돼요. 동물 병원이나 애견 훈련소에 다니면서 강아지 덕분에 밖으로 나갈 일이 생기니까 새로운 사람들도 만나게 되었습니다. 집에만 있을 때보다 좋은 자극이 되고 지금 생활에 만족감을 느낍니다."

도모코 씨에게 술은 현실에서 벗어나는 최고의 수단이

없습니다. 그러나 의사에게 조언을 받고 술에 대해 알면 알수록 술을 바라보는 관점이 달라졌습니다. 현재 도모코 씨에게 술은 '의존성 약물이며 결국에는 끊어야 하는 것'이 되었습니다. 도모코 씨는 지금 당장은 금주가 어렵겠지만 나중에는 남편과 함께 술을 끊어보겠다고 다짐합니다.

인생의 전환기에 결심한 절주는 기막힌 타이밍

도모코 씨는 남편의 잦은 전근으로 마음고생이 심했습니다. 그러다 주거지가 정해지고 생활이 어느 정도 안정을 찾자 '술 문제를 어떻게든 해결하겠다.'라고 마음먹었습니다. 도모코 씨는 삶에 변화가 찾아온 시기에 진료를 받으면서 술을 포함한 생활 전반이 좋은 쪽으로 흘러간 사례입니다.

도모코 씨처럼 한 번 치료를 단념한 후 몇 년 후에 재진료를 받는 사람은 드물지 않습니다. 재진료를 받는 일을 부끄럽게 생각하는 사람도 있지만 저는 '용기를 내주셨군요. 다시 한번 열심히 해봅시다.'라고 전합니다. 도모코 씨처럼 금주하지 못해서 절주로 재개하는 사람도 있고, 반대로 절주가 힘들어서 금주를 시도하는 사람도 있습니다.

도모코 씨는 셀린크로가 아주 잘 맞았습니다. 셀린크로는 폭음할 위험이 큰 날에 음주 1~2시간 전 복용(필요시 복용)하는 약입니다. 물론 도모코 씨처럼 술을 마시는 날마다 복용하는 사람도 있습니다. 환자의 수요에 맞춰 유연하게 활용할 수 있습니다.

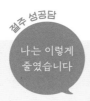

간 기능 검사에서 이상이 발견되다
술 없이는 견디지 못하는 스스로가 한심했다

모리모토 가오리(가명·44세)
– 여성·IT계(회사원)·1인 가구

가오리 씨의 음주 연대기

20세 | 음주를 시작하다

가끔 부모님과 저녁 식사를 하며 음주를 즐겼다. 맥주 1병이면 충분했다.

22세 | 취직 후 매일 술 마시는 생활이 시작되다

취직 후 업무 스트레스로 잠을 잘 자지 못했고 매일 술을 마셨다.

28세 | 혼자 살기 시작하다

본가를 나와 혼자 생활했지만, 여전히 음주량은 그대로였다.

30세 | 건강 검진에서 매년 간 기능 장애를 지적받다

매년 회사 건강 검진에서 감마 지티피(γ-GTP) 수치가 높게 나와 지적을 받았다. 술이 건강에 미치는 영향이 신경 쓰였다.

43세 | 절주라는 방법을 알게 되고 진료를 시작하다

40세 무렵 알코올 전문 클리닉에서 상담을 받았지만 의사와 생각이 잘 맞지 않아 1회 진료에 그쳤다. 그 후 '절주'라는 방법이 있다는 것을 알게 되었다. 사쿠라노키 클리닉에 진료를 예약했다.

취직 후 스트레스 해소를 위한
음주 생활 시작

서른을 넘겼을 때 건강 검진 결과를 본 가오리 씨는 조금 충격을 받았습니다.

"다른 수치는 다 정상인데 감마 지티피(γ-GTP) 수치가 무척 높게 나왔어요. '음주 방식이 잘못됐나.'라는 불안이 몰려왔습니다. 대책이 필요하다고 생각하면서도 '술은 정말 못 끊겠다.'는 모순된 마음을 안고 지낼 수밖에 없었습니다."

22세 때 직장에 취직한 가오리 씨는 업무 스트레스로 인해 매일 술을 마셨습니다. 회사는 IT 계열 벤처 기업으로 출근 시간이 자유로운 대신 업무가 끝날 때까지 퇴근하지 못하는 업무 환경이었습니다. 중책을 맡아 바쁜 와중에 무거운 책임감을 느끼며 몸과 마음이 지칠 대로 지쳐갔습니다. 원래 잠드는 데까지 2~3시간이 걸리고, 겨우 잠이 들어도 2~3시간마다 한 번씩 깨는 탓에 피곤이 가시지 않았습니다. 그럴 때 빨리 잠들게 해주는 것이 술이었다고 합니다.

"술을 마시면 어쨌든 긴장이 풀리면서 금방 잠이 듭니다. 스트레스에서 해방되고 싫은 일도 잊을 수 있어요. 부모님과 함께 살 때부터 저녁밥은 먹지 않았습니다. 가족이 저녁을 먹을 때 저는 같이 식탁에 앉아서 술을 마셨고, 다들 식사를 마치고 일어나도 저는 남아서 계속 술을 마셨습니다. 가장 많이 마셨던 때는 750ml 보드카를 3일 만에 비웠어요. 스트레이트로 마셔서 금방 사라졌습니다."

애주가인 부모님은 가오리 씨에게 술과 관련해서 싫은 소리를 한 적이 없습니다. 그래서 가오리 씨는 자신의 음주법이 '잘못된 음주법'이라고 생각하지 않았습니다. 혼자 살게 된 이후에도 음주량은 그대로였고, 상자째 구입한 맥주와 와인이 집에 늘 채워져 있었습니다.

첫 번째 병원에서
'거짓말한다.'라는 오해를 사다

그런 가오리 씨의 음주에 적색 신호를 켠 것은 건강 검진 결과였습니다. 처음에는 '조금 높은 정도'였는데 30대 후반까지 이상치가 계속되자 못 본 척할 수가 없었습니다. 마음을 굳게 먹고 인터넷으로 검색한 병원에 진료를 예약했습니다. 그러나 단 한 번의 진료를 끝으로 가지 않앉다고 합니다.

"초진에서 의사 선생님께 제 음주 상황을 설명하고 건강 검진 결과를 보여줬더니, 갑자기 '거짓말을 한다. 겨우 그 정도의 음주로 감마 지티피(γ-GTP) 수치가 이렇게 높아질 리 없다.'면서 호되게 혼을 냈습니다. 처음부터 금주를 권하기도 했고 '여기는 안 되겠다.'라는 판단이 섰습니다."

그 후, 가오리 씨는 절주라는 방법을 알게 되면서 '금주는 어렵지만 절주라면 할 수 있겠다.'라는 긍정적인 생각이 들었습니다. 절주 치료를 제안하는 사쿠라노키 클리닉에 바로 전화를 걸었습니다. 한 달을 기다려야 한다는 말에도 진료를 예약했습니다. 지푸라기라도 잡고 싶은 심정이었기 때문입니다.

"지금 생각해 보면 20대부터 스스로 '술 마시는 방식이 좀 이상하다.'고 의식했던 것 같습니다. 그것이 건강 검진에서 수치로 나타나자 점점 불안해진 것이지요. 그래도 술은 긴장을 풀어주고, 업무 스트레스에서 벗어나게 하는 스위치 역할을 해주었습니다. 음주 방식을 바꾸고는 싶은데 어떻게 해야 할지 몰라 혼란스럽던 제게는 절주가 답이었습니다."

금·토·일만 술을 마신다

첫 번째로 찾았던 클리닉에서 성과를 얻지 못하고 '이번에는 괜찮을까?'라는 불안감과 함께 사쿠라노키 클리닉을 찾아온 가오리 씨. 의사와 대면했을 때 가슴을 쓸어내렸다고 합니다.

"온화한 표정과 목소리로 '오늘은 어떻게 오셨나요?' 하고 말을 꺼내주셔서 마음이 놓였습니다. 제 이야기를 부정하지 않고 들어주셔서 호감이 생겼고 여기라면 나를 좋은 방향으로 끌어주지 않을까 기대가 생겼습니다. 지금도 의사 선생님은 저의 절주 성과를 그대로 인정해주십니다. 의사와 대화가 잘 통하고 생각이 잘 맞는지도 절주를 지속하는 데 매우 중요한 요소라고 생각합니다."

가오리 씨의 절주 규칙은 다음과 같습니다.

- 월·화·수·목은 술을 마시지 않는다. 금·토·일은 술을 마셔도 된다.
- 술을 마실 때는 350ml 맥주 1캔과 와인 반병 정도만 마신다.
- 절주 일기를 작성하고 월 1회 진료 시 의사에게 보고한다.

절주약은 맞지 않았다

가오리 씨는 절주약을 처방받았으나 부적처럼 지닐 뿐 복용하지는 않았습니다. 처방 당일에 '내게는 이 약이 맞지 않는다.'고 깨달았기 때문입니다.

"의사 선생님이 절주약을 주셔서 시험 삼아 복용하고 술을 마셨어요. 하지만 어지러움이 심하고 속이 메스꺼워서 잠을 못 잤습니다. 잘 자고 싶어서 술을 마신 건데 잠을 못 자니 그야말로 본전도 못 찾은 상황이었습니다. '절주약을 먹을 바에는 내 힘으로 술을 끊는 편이 낫겠다.'라는 생각이 들어 다음 날에는 술을 마시지 않았더니 의외로 잠을 잘 잤습니다. '술을 마시지 않고도 견뎌냈다!'라는 기쁨에 그다음 날도 금주에 도전했습니다. '금주 성공'이 월요일부터 목요일까지 이어졌습니다. 금요일 밤에는 아무래도 휴일 전이라 마음이 풀려 술에 손을 뻗게 되었습니다. 평일 금주한 보상으로 주말에는 마셔도 되지 않을까 싶어서 '금·토·일만 술을 마신다.'는 저만의 절주 규칙을 만들었습니다. 제게는 아주 잘 맞는 방식 같습니다."

현재 가오리 씨는 술 마시는 요일을 금·일, 주 2일로 정하고 음주량도 350ml 맥주 1캔과 와인 1잔 정도로 바꿔서 지키고 있습니다. 간 기능 검사에서 감마 지티피(γ-GTP) 수치가 정상 범위 안으로 들어오는 것이 목표라고 합니다.

재택근무가 끝나고 사무실 출근이 시작되면 다시 예전 생활로 돌아갈까 불안하다

가오리 씨가 진료를 받기 시작한 지 1년 정도가 지났습니다. 평일에는 술 대신 탄산음료를 마시며 음주 충동을 억누릅니다. 밤 9시가 넘으면 한가한 시간을 만들지 않고 바로 잠자리에 들려고 합니다. 아침 5시 반에 잠에서 깨면 기분 좋게 집안일을 하고 고양이를 돌보느라 바쁘게 보냅니다.

금·토·일은 저녁에 독일식 감자볶음 같은 안주를 만들고 도수가 낮은 저알코올 음료를 마시며 드라마나 영화를 보는 시간을 즐깁니다. 절주가 순조롭게 진행되는 듯하지만 사실 가오리 씨는 내심 불안합니다.

"지금은 코로나 때문에 재택근무를 하니 절주가 순조로운 편입니다. 그런데 다시 회사로 출근하고 동료와 얼굴을 맞대면 술을 마시러 갈 기회가 늘고, 업무 스트레스도 훨씬 많아질 테지요. 다시 예전처럼 술을 마시게 되면 어쩌나 몹시 불안합니다.

　사실 요전에 2주 정도 장기 휴가를 보내는 동안 폭음을 계속한 적이 있습니다. 조금만 방심하면 금방 예전 상태로 돌아갑니다. 이때 다시 한번 술이 얼마나 무서운지 새삼 느꼈습니다. 아침에 일어나면 '오늘은 술을 마시자 말자.'라고 다짐하는데, 저녁이 되면 '그냥 마실까?' 하는 생각이 자꾸만 듭니다. 딱히 업무 스트레스가 있지도 않은데 마시지 않고는 견딜 수가 없습니다. 확실히 정상은 아니지요. 저는 제가 알코올 의존증이라고 생각합니다. 술에 매달리는 제가 너무 무섭습니다."

취미를 넓히다

　자신을 바꾸고 싶다는 일념으로 가오리 씨는 술에만 집중하지 않으려고 취미를 넓혀가는 중입니다. 독서와 노래 부르기 등 기존 취미에 더해 최근에는 절을 찾아다니는 새로운 취미가 생겼습니다.

　"운동도 할 겸 가벼운 마음으로 근처에 있는 절에 갔습니다. 절 앞에 고마이누[狛犬, 일본 절이나 신사 앞에 사자와 비슷한 상상의 생물을 조각하여 마주 놓은 상]가 용맹한 표정으로 지긋이 서 있는데, 그 모습에 마음이 끌렸습니다. 절마다 고마이누의 표정이나 모습이 조금씩 다릅니다. 그런데도 전부 강하고 역동적이라 시원스러운 인상을 줍니다. 별생각 없이 휴대폰으로 사진을 찍다 보니 어느새 고마이누를 보러 여기저기 절을 찾아다니게 됐습니다. 벌써 100군데도 넘게 다닌 것 같습니다.

하지만 아직도 취미가 한참 부족합니다. 여전히 저의 관심거리 중 70%는 술이 차지합니다. 나머지 30%가 취미이고요. 취미를 늘려서 술로 향한 관심이 점점 줄어들었으면 좋겠습니다.”

술에 지배당하지 않는 지금의 내가 좋다

취미를 모색하면서 술에서 조금씩 멀어지려는 가오리 씨. 절주를 지속하기 위한 가오리 씨의 버팀목은 다소 의외였습니다.

“예전에는 매일 술을 마시지 않으면 견디지 못하는 제가 싫었습니다. 늘 어두운 기분으로 살아가던 예전 제 모습을 떠올리면서 ‘그 시절로는 돌아가고 싶지 않다.’라고 끊임없이 생각하는 것이 지금의 저를 지탱해 줍니다. ‘술을 줄이고 싶다.'는 이상과 가까워진 지금의 제가 정말 좋습니다. 이런 모습을 계속 유지하고 싶어요."

절주하는 나 자신이 좋아지다

알코올 의존인 사람의 상당수는 '술에 지배당하는 스스로가 한심하다.'고 느낍니다. 절주는 알코올의 힘에 휘둘리는 상태에서 자신의 능동성과 주체성을 되찾는 일입니다. 결과적으로 자기 긍정감을 되찾고 자기 자신을 더는 미워하지 않게 됩니다.

그렇지만 알코올은 강력한 의존성 약물입니다. 방심하면 마시고 취하며 곧 알코올이 생활의 중심이 됩니다.

가오리 씨와 앞서 나온 도모코 씨는 이런 점을 제대로 이해하고 의식적으로 다양한 취미에 도전했습니다. 가오리 씨의 고마이누 사진 찍기는 정말 개성 넘치는 취미지요.

취미는 '나다움'을 찾아가기 위한 첫 걸음입니다. 술에 취해 있는 세계에서 벗어나 '재미와 흥미를 느끼는 것' '가치 있다고 느끼는 것'을 능동적으로 선택하는 일이기 때문입니다.

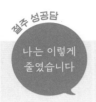
저녁 음주가 습관이 되고 키친 드링커가 되다
논알코올 맥주가 만들어낸 터닝 포인트

미치시타 유미 씨(가명·53세)
— 여성·편집자(회사원)·남편과 자녀(13세) 1명

유미 씨의 음주 연대기

20세 | 음주를 시작하다

대학생 때 음주를 시작했으며 다른 사람과 어울려 가볍게 마시는 정도였다.

20대 중반 | 취직 후 음주 기회가 늘다

취직한 후로 밖에서 음주할 기회가 많아졌다. 맥주에 와인까지 마시게 되었다. 이 무렵
부터 술을 즐겼다.

30대 | 저녁에 술을 마시는 것이 일과가 되다

33세에 결혼했다. 요리를 하면서 저녁에 술을 마시는 것이 일과가 되었다. 한 번에 와
인 1병을 비우기도 했다.

40대 초반 | 출산 후에도 일상적으로 술을 마시다

40세에 출산을 했다. 복직 후에는 직장·육아·집안일에 쫓기며 주방에서 술을 마셨다.

40대 후반 | 다음 날까지 술이 깨지 않는다

술 마신 다음 날, 술이 완전히 깨지 않고 체력이 현저하게 떨어졌다. 건강 검진에서는
이상이 없었지만 '술을 덜 마셔야 한다.'는 인식이 서서히 생겼다.

50대 초반 | 논알코올 맥주를 마시다

논알코올 맥주가 충분히 맥주의 대체재가 될 수 있음을 발견했다. 술을 조절하자 몸 상
태가 눈에 띄게 좋아짐을 느끼고 스스로 절주를 시작했다.

사회인이 되면서
식사와 어울리는 술을 즐기다

유미 씨는 대학을 졸업하고 출판사에 취직했습니다. 대학 시절에는 다 같이 술을 마시는 자리가 있으면 분위기를 맞추며 가볍게 마시는 정도였습니다. 그런데 사회인이 되고부터는 회사 동료, 친구들과의 술자리가 한 달에 5~6번쯤 되고, 술을 마시며 밥을 먹는 것이 습관으로 자리 잡았습니다. 하루에 맥주 4~5잔, 여기서 그치지 않고 와인까지 마셨습니다.

"취직하고 금전적으로 여유가 생기면서 친한 사람들과 밖에서 맛있는 음식을 먹고 그에 어울리는 술을 마시는 것에 재미를 느꼈습니다. 맛집을 찾아다니며 다양한 음식을 먹고 어울리는 술을 마시면서 수다를 떠는 게 너무 즐거웠어요."라고 유미 씨는 당시를 회상합니다.

결혼 후 남편과 매일 저녁 술을 마시다

유미 씨는 20대까지 많은 사회인과 비슷한 방식으로 음주를 했습니다. 음주 방식에 커다란 변화가 생긴 것은 유미 씨가 결혼한 33세 무렵이었습니다. 유미 씨는 저녁 식사 때 남편과 함께 반주를 즐겼습니다. 근처 주류 전문점에서 맥주와 와인을 상자 단위로 배달시켜 늘 집에 술이 채워져 있었습니다. 퇴근길에 직장 동료나 친구와 술을 마시고 돌아와도 또 술을 마셨습니다. 음주가 확고한 일상이었습니다. 음주량은 350~500ml 맥주 1캔과 와인 반병 정도였습니다. 많이 마시는 날에는 와인 1병을 비우기도 했다고 합니다.

"돌이켜보면 본가에서도 저녁 식사 때 부모님이 꼭 술을 드셨어요. 어려서부터 그런 모습을 보고 자라서인지 저녁 먹을 때 술이 있는 게 당연하게 느껴졌습니다. 가정 환경의 영향인지도 모르겠네요. 남편과 식탁에 앉아 '오늘 하루도 고생 많았어요.'라는 의미로 술잔을 기울인다는 면에서 저녁 식사 때 마시는 술은 제게 특별한 의미가 있습니다. 술과 식사를 천천히 즐기면서 하루를 마무리 짓는 게 좋았습니다."

유미 씨에게 술은 한 모금 마시는 순간 하루의 피로를 풀어주고 '오늘도 수고했어요.'라는 메시지를 건네주는 도구였습니다.

출산 후 직장에 복귀해 정신없이 바쁜 나날을 보내다 주방에서 술을 마시게 되는데…

유미 씨는 40세에 출산을 했습니다. 임신했을 때부터 산후 수유가 끝날 때까지 술을 끊었습니다. 출산 휴가가 끝나고 직장에 복귀하자 직장·육아·집안일에 쉴 틈이 없었습니다. 퇴근하면 유치원에 아이를 데리러 갔다가 장을 보고 귀가하자마자 저녁 준비를 했습니다. 숨 돌릴 틈도 없는 나날이 이어지던 중, 우연히 캔 맥주 하나가 눈에 들어왔습니다.

"'어차피 저녁 때도 마실 텐데 요리하면서 좀 일찍 마셔도 되겠지.'라는 생각으로 캔 맥주를 땄습니다. 마시니까 엔진이 붙은 것처럼 요리도 잘 되고 더 빨리 만들어졌어요. 그러고 나서 저녁 식사 때 캔 맥주를 또 마시고, 결국 하루 음주량이 2배로 늘었습니다."

이렇게 유미 씨는 요리하면서 술 마시는 습관이 생겼고 '키친 드링커'가 되었습니다.

시험 삼아 마셔본 논알코올 맥주

그런 나날에 조금씩 변화가 나타난 것은 40대 후반이었습니다. 술을 마신 다음 날 몸이 축 처지고 피곤이 가시질 않았습니다. '나이가 들면서 체력이 떨어졌나, 술을 좀 줄여야겠다.'라는 생각이 종종 유미 씨의 머리를 스쳤습니다.

"40대 초반까지는 외식할 때 술을 안 마시면 집에 와서 술을 마셨습니다. 그런데 40대 후반이 되면서 갱년기의 영향인지 술 마신 다음 날 몸에 술이 남아 있는 느낌이 들었어요. 그래서 '술을 줄여야 한다.'라는 생각이 들었습니다."

몇 년 후 유미 씨에게 커다란 전환점이 찾아옵니다. 코로나 19로 음식점에서 주류 제공이 금지된 것이지요. 식당에서 밥을 먹을 때 술이 없으니 어쩔 수 없이 논알코올 맥주를 주문했습니다.

"논알코올 맥주는 생각보다 맛있고 음식과도 잘 어울렸어요."

이 우연한 만남이 유미 씨의 음주 생활을 크게 바꾸어 놓았습니다.

"술이 아니라 논알코올 맥주만으로 하루를 마칠 수 있

다는 것이 제게는 엄청난 발견이었습니다. 술 대신 논알코올 맥주를 마신 다음 날은 몸이 가뿐했습니다. 3일 연속으로 알코올을 피하니까 몸 상태가 훨씬 좋아졌어요. 그때 비로소 실감했습니다. 술이 내 몸에 상당히 부담을 주고 있었다는 것을요."

다크서클이 사라지다! 미용에도 효과가!

유미 씨를 더욱 기쁘게 만든 건 피부 상태가 개선됐다는 점이었습니다. 50대 초반이 되면 많은 여성이 피부 노화로 고민합니다. 유미 씨도 예외는 아니었습니다. 피부의 잡티와 늘어짐이 신경 쓰였지만 '나이가 있으니 어쩔 수 없다.'고 반쯤 포기한 상태였습니다. 그런데……

"술을 며칠 안 마셨을 뿐인데 다크서클이 사라지고 얼굴빛이 전체적으로 다시 밝아졌습니다. 피부에 탄력이 생기고 늘어짐도 많이 줄어든 것 같아요. 부기도 없어지고 얼굴 윤곽이 훨씬 또렷해졌습니다. 화장도 훨씬 잘 받고 조금 젊어진 기분이에요. 거울을 보면서 '피부도 술의 영향을 많이 받고 있었구나.' 새삼 깨달았습니다. 술을 피하는 아주 좋은 동기부여가 됐어요."

자다가 화장실에 가려고 깨는 횟수가 줄면서
수면의 질이 향상되다

유미 씨는 피부가 좋아진 이유로 알코올 섭취량을 줄인 것과 수면의 질이 향상된 것을 꼽았습니다.

"음주가 일상이었을 때는 자다가 한 번은 꼭 화장실에 가고 싶어서 깼어요. 그런데 술을 며칠 안 마셨더니 잠을 깊이 자고 밤중에 깨는 일도 확실히 줄었습니다."

수면의 질이 향상되자 피부 결이 개선되고 몸 상태도 전체적으로 좋아졌습니다.

'절주'를 목표로!

전까지는 술을 줄여야 한다고 생각하면서도 실제로는 줄일 수 없을 것이라 믿었습니다. 그러나 유미 씨는 '술을 줄이고 싶은데, 나도 할 수 있지 않을까?'라는 생각이 들었다고 합니다.

유미 씨가 정한 절주 규칙은 다음과 같습니다.

• 주 3~4일, 간을 쉬게 하는 '휴간일'을 정한다.

- 평일 하루와 주말에만 술을 마신다.
- 음주량은 하루에 맥주 1캔을 넘지 않는다.
- 술을 마시지 않는 날에는 논알코올 맥주를 마신다.

"음주일을 줄이고 하루에 마시는 음주량도 예전의 3분의 2 수준으로 정했습니다. 탄산의 산뜻한 목 넘김과 맥주 맛을 좋아해서 논알코올 맥주는 포기할 수 없습니다. 지금도 가끔 주방에서 맥주를 마실 때가 있는데 평일에는 피하고 있습니다. 평일과 주말의 생활 리듬이 적절하게 만들어진 느낌입니다."

값싸고 손쉽게 구하는 술

술에서 조금 거리를 두고자 하는 지금, 유미 씨는 예전 생활을 돌아보며 술의 문제점을 다음과 같이 지적합니다.

"값이 싸고 손쉽게 구할 수 있다는 점이 가장 큰 문제라고 생각합니다. 맥주 1캔을 100엔대(한화 1,000원대)에, 와인 1병을 1,000엔대(한화 10,000원대)에 마트나 편의점에서 쉽게 구할 수 있습니다. 게다가 주류 전문점에서 상자 단위로 사면 단가는 더 내려갑니다. 제게 술은 값싸고 쉽게 구할 수 있는 스트레스 해소 도구였습니다. 예전에 저는 1년 중 360일 술을 마셨습니다. 마시지 않는 5일은 어딘가 크게 아팠거나 일이 너무 늦게 끝나는 날이었을 겁니다. 하하. 알코올 의존증까지는 아니라고 생각했는데 분명 그 경계선에 있지 않았을까 싶습니다.”

예전 상태로 돌아가버릴까 두렵다

현재 순조롭게 절주를 진행 중인 유미 씨는 이 상태를 계속 유지하는 것이 앞으로의 과제라 말합니다. 유미 씨는 아이가 어느 정도 자라면 자유 시간이 늘어 서서히 다시 술을 즐기는 시간이 생기지 않을까 하고 두려워합니다.

“예전 생활로 절대 돌아가지 않는다고 장담할 수 없습니다. 지금까지 술 때문에 크게 실수한 적은 없지만, 다시 예전처럼 음주를 시작하면 회사에 지각하거나 물건을 잃어버리는 등 이런저런 실수를 하게 될까 봐 무섭습니다. 앞으로 더 나이가 들면 술 때문에 건강이 상하지 않을까, 치매가 생기지는 않을까 하는 불안함도 쉽게 떨칠 수가 없습니다.”

술이 눈앞에 있어도 마시지 않는
스스로에 만족하다

　유미 씨 마음의 버팀목은 남편입니다. 절주하는 유미 씨를 보고 함께 절주를 결심했지요. 요즘도 집에는 저녁 식사 때 마실 맥주나 와인이 늘 있습니다. 그런데 유미 씨는 이런 상태가 오히려 더 좋다고 합니다.

　"눈앞에 술이 있어도 마시지 않는 스스로에게 만족합니다. 평일에는 논알코올 맥주로 음주 욕구를 조절하는 제가 대견합니다. 그래서 현재와 같은 절주 상태를 유지하고 싶어요."

　유미 씨는 논알코올 맥주를 적절히 활용하고 술 마시지 않는 날을 정해 자신만의 슬기로운 술 사용법을 찾았습니다. 유미씨는 앞으로도 하루하루를 정성껏 채워갈 예정입니다.

커리어 우먼의 스트레스
'착한 아이 콤플렉스'에서 벗어나라

유미 씨는 술의 대체재로 운 좋게 논알코올 맥주를 발견했습니다. 요즘 논알코올 맥주는 맛도 좋아서 대체 음료로 시도해 볼 가치가 충분합니다. 논알코올 맥주뿐만 아니라 알코올 함량이 적은 저알코올 음료도 판매되고 있습니다.

절주하고 피부 상태가 좋아진 유미 씨처럼 저희 클리닉의 많은 여성 환자가 비슷한 후기를 전합니다. 앞에서 언급했듯이 알코올을 과잉 섭취하면 피부는 커다란 손상을 입습니다. 미용 측면에서 긍정적인 영향을 실감하면 절주·금주에 동기부여가 될 테지요.

현대 여성은 남성보다 바쁘게 살아갑니다. 집안일, 육아, 부모 간병 등 여러 역할을 해내느라 분투합니다. 직장에 다니는 여성은 더욱 그렇겠지요.

여성은 오래전부터 '착한 아이 콤플렉스'에 사로잡히기 쉬웠으며, 무의식적으로 '좋은 딸, 좋은 며느리, 좋은 아내, 좋은 부모, 좋은 사회인'이기를 사회로부터 요구받았습니다. 이러한 '착한 아이 콤플렉스'가 심해지면 술에 의존하기도 합니다. 일반적으로 여성은 남성과 비교해 알코올 의존증이 되기 쉬운 체질이므로 더욱 각별한 주의가 필요합니다.

가능하면 금주!
구체적 방법은?

금주를 고려하는 당신에게

앞서 말했듯이 알코올 의존은 '음주 브레이크가 망가진 차'와 같습니다. 안타깝게도 현대 의학으로는 망가진 음주 브레이크를 원상태로 돌릴 수 없습니다.

이 책에서 다룬 절주라는 방법은 한마디로 말하자면, 인지 행동 요법 같은 과학 지식을 조합하여 '음주 브레이크가 망가진 차'로 최대한 안전하게 운행하려는 시도입니다. 절주는 음주 브레이크를 수리하는 치료법이 아닙니다. 그래서 절주에도 한계가 있다는 사실을 인지해야 합니다. 일시적으로 절주를 성공해도 자칫하면 다시 연속 음주 상태로 돌아갈 가능성이 있습니다.

절주를 거듭 실패하면서 자신은 절주가 불가능하다는 사실을 받아들이는 사람도 있겠지요. 그중에는 이때 큰 결심을 하고 금주를 진지하게 고려하기도 합니다.

아예 술을 끊는 편이 좋다는 것은 충분히 알고 있지만 막상 시도할 엄두를 내지 못하는 사람이 많습니다. 이런 사람의 공통점은 술을 끊고는 싶은데 어떻게 시작해야 하는지 구체적인 금주법을 모른다는 것입니다. 이 책은 절주를 주로 다루지만, 지금부터는 금주에 관해서도 알아보고자 합니다.

절주보다 금주가 쉽다?

절주와 금주를 비교할 때 많은 사람이 다음과 같이 생각합니다.

"절주는 가능해도 금주는 절대 못 할 것 같다."

확실히 금주는 '평생 술을 끊는 것'을 의미하므로 매우 장벽이 높아 보입니다. 그런데 정말로 그럴까요?

금주를 '브레이크가 망가진 차'에 비유해서 생각해 보면 쉽게 이해할 수 있습니다. 브레이크가 망가진 차로 안전하게 운전하기란 불가능한 일입니다. 망가진 차를 폐차하고 걸어 다니는 편이 훨씬 간단하고 수월할 테지요. 초진부터 절주가 아닌 금주를 치료 목표로 설정하는 사람도 있습니다.

'술을 조금만 마시다 마는 것은 고문이나 마찬가지다.' '어중간하게 절주하기보다 확실히 술을 끊는 편이 쉬울 것 같다.'라고 생각하는 사람도 있습니다.

중요한 것은 금주를 결심하는 용기가 아닐까요. '술을 끊는 것은 불가능하다.'라는 생각은 실제로 금주한 경험이 없기 때문입니다. 구체적인 경험이 없으니 당연히 불안해집니다. 술을 끊으려는 사람은 미지의 세계에 뛰어들 용기를 가진 사람입니다.

한 달만 술을 끊어본다

우선 한 달을 목표로 금주를 시작해 봅니다. 처음부터 '이제는 평생 술 한 방울도 마시지 않겠다.'라고 생각하면 발을 떼기가 망설여집니다. 한 달 정도라면 어떨까요? '할 수 있겠다.'는 생각이 들지 않나요? 절주와 마찬가지로 금주도 스몰 스텝으로 작은 성공 경험을 쌓아가는 것이 핵심입니다.

처음 며칠은 금주가 무척 힘들게 느껴집니다. 종일 술 생각이 나면서 초조하고 우울한 데다 잠도 오지 않습니다. 이때 식은땀이 나면서 금단 증상이 나타나기도 합니다. 그러나 일주일 정도 지나면 마음이 꽤 편안해집니다. 시간이 지날수록 잠도 잘 자고, 기분과 몸 상태도 좋아집니다. 클리닉에서도 금주를 시작한 환자가 '술이 없는 생활은 상상도 할 수 없었는데, 막상 시작해 보니 의외로 가능하다는 것을 알게 됐다.'며 후기를 전하는 경우가 많습니다.

일단 시도해 보면 의외로 가능한 것이 금주입니다. 음주 욕구는 한 달이 지나도 남아 있는 경우가 많지만 강렬한 갈망은 점차 사라집니다. 술 광고를 봐도 '마시고 싶지만 참을 수 있는 수준'이 됩니다. '한 달도 어렵다.'는 사람은 '일주일 금주'도 괜찮습니다. 하루 금주라도 충분히 시도해 볼 가치가 있습니다.

참고로 일본의 단주회(단주신생회, 斷酒新生会)에서는 '1일 금주'라는 말이, A.A.에는 '한 번에 하루(One day at a time)'라는 말이 있습니다. 모두 '내일은 생각하지 말고 오늘 하루를 술 없이 지내자.'라는 의미입니다.

금주로 가는 길이 멀어 보여도 결국 '오늘 하루 금주'가 쌓이면 수월하게 갈 수 있습니다. 매일 오늘 하루에 집중하다 보면 어느새 한 달이 가고, 일 년이 훌쩍 지나갈 겁니다.

금주가 절주보다 나은 점

여기서 다시 한번 '절주하면 좋은 점 14가지'(68쪽 참고)를 떠올려보기 바랍니다. 절주에서 한 걸음 더 나아가 금주에 이르면 상황이 극적으로 변합니다.

체내에 알코올이 사라지면서 머리가 맑아지고 사고력과 판단력이 향상됩니다. 숙취로 인한 나른함과 메스꺼움이 사라지고 몸 상태가 몰라보게 좋아집니다. 맑은 정신으로 업무, 공부, 취미 등에 집중하며 삶이 윤택해집니다.

지금은 '술을 끊으면 술이 주는 즐거움이 몽땅 사라져버릴 것만 같은 절망감'을 느낄지도 모릅니다.

그러나 '절주를 지속하는 14가지 방법'(89쪽 참고)에서도 언급했듯이 절주·금주는 새로운 관점을 만드는 작업입니다. 특히 금주는 더욱더 새로운 관점을 발견하도록 이끌어줍니다.

2~3개월 금주를 하다 보면 맨정신으로 생활할 때의 쾌적함을 실감합니다. 예전의 자신을 돌아보며 '왜 그렇게 술에 집착했을까?' 하고 스스로 의아해 할지도 모릅니다.

절주·금주가 인생관 자체를 극적으로 바꾸어 놓는 사례도 많습니다. 이러한 변화에 대해서는 마지막 장에서 다시 살펴보겠습니다.

혼자 힘으로 금주를 지속하기는 어렵다

금주를 시작하는 것은 의외로 간단한 일입니다. 오히려 금주를 지속하는 일이 만만치 않지요. 자기 혼자 힘으로 금주를 지속하기에는 한계가 있습니다. 그렇다고 낙담할 필요는 없습니다. 금주를 지속하기 위한 방법이 있습니다. 이를 실천하는 것이 중요합니다.

우선 '절주를 지속하는 14가지 방법'(89쪽 참고)은 금주에도 활용 가능합니다. '절주'를 '금주'로 바꿔서 읽어보세요.

지금부터는 '금주 지속 3원칙'을 소개하고자 합니다. 그야말로 '누구나 성공할 수 있는 금주 비법'인 셈입니다.

금주 지속 원칙 1 | 전문 의료 기관에 다닌다

혼자 힘으로 일정 기간 금주가 가능했더라도 대부분은 시간이 지날수록 어딘가 빈틈이 생겨 금주를 이어가지 못합니다. 알코올 문제를 전문으로 다루는 의료 기관의 도움을 받으면 금주 성공 확률이 한층 높아집니다.

전문의는 수많은 임상 경험을 통해 아래와 같은 강점을 갖추었습니다.

- 금주 시작 후 어떤 시기에 어떤 증상과 문제가 나타나는지 상세하게 파악하고 있다.
- 회복 노하우를 알고 있다.

금주라는 긴 항해를 계속하려면 정확한 지도를 가진 안내자가 필요합니다. 전문의는 환자별 상황에 맞는 확실한 조언을 건넵니다.

[국내에서는 보건복지부 산하 지역별 알코올 정신건강 복지센터, 보건복지부 지정 알코올 질환 전문병원 등의 도움을 받을 수 있습니다. 아래 큐알 코드는 보건복지부 지정 알코올 질환 전문 병원 정보입니다.]

 국립부곡병원 홈페이지

알코올 의존증 전문의는 금주를 위한 약물 치료를 시행할 수 있습니다. 약물 치료는 효과가 매우 뛰어납니다.

사용하는 약물은 금주 시기에 따라 달라집니다.

첫 번째 시기는 금주를 시작할 때입니다. 한 번에 술을 끊는 사람도 있지만 불면, 식은땀, 떨림, 초조, 불안 등 금단 증상을 견디지 못해 단 하루도 금주하기 어려운 사람이 있습니다. 이런 사람은 신체 의존(60쪽 참고)이 이미 형성된 상태이므로 술을 끊으려고 하면 강렬한 금단 증상이 나타납니다.

금단 증상을 완화하기 위해 전문의는 벤조디아제핀계 항불안제나 수면제를 사용합니다. 벤조디아제핀계 항불안제와 수면제는 술과 성질이 유사합니다.(전문 용어로는 술과 교차 내성이 있다고 표현합니다.) 금주를 시작할 때 이런 약을 복용하면, 금단 증상이 완화되고 비교적 편하게 술을 끊을 수 있습니다.

이 약은 술과 병용할 수 없습니다. 또한 술만큼은 아니지만 의존성이 있으므로 금주가 유지되는 궤도에 오르면 복용량을 점차 줄여야 합니다.

두 번째 시기는 금주를 유지할 때입니다. 금주가 궤도에 오른 것 같아도 음주 욕구는 사소한 계기로 불시에 찾아옵니다. 이때 음주 욕구에 져서 술을 조금이라도 마시면 서서히 예전의 폭음 상태로 돌아갑니다.

이런 음주 욕구를 억제해 주는 약이 '렉텍트'(성분명: 아캄프로세이트)입니다. 렉텍트는 의존성이 없고 부작용도 극히 적어 안전하게 사용할 수 있습니다. [국내에서는 동일 성분의 '아캄프로세이트정'(환인제약)을 주로 사용합니다.]

이 밖에도 음주를 억제하기 위해 항주제 또는 혐주제를 사용하기도 합니다.

간에는 독성 물질 아세트알데히드를 분해하는 ALDH(acetaldehyde dehydrogenase, 아세트알데히드 탈수소효소)라는 효소가 존재합니다. 술이 센 사람은 일반적으로 ALDH 활성이 강하기 때문에 아세트알데히드가 만들어져도 금방 분해하여 몸 밖으로 배출합니다. 그래서 많은 양의 술을 마실 수 있습니다. 한편, 술이 약한 사람은 ALDH의 활성이 약해서 아세트알데히드를 잘 분해하지 못합니다. 조금만 마셔도 아세트알데히드의 유독성 때문에 얼굴과 온몸에 홍조가 나타나고, 맥박이 빨라지거나 두통, 현기증, 나른함, 메스꺼움, 구토 등 '플러시 반응'이 나타납니다. 이는 급성 알코올 중독 증상입니다.

항주제는 ALDH를 일시적으로 작용하지 않게 합니다. 항주제를 복용하는 기간에는 원래 술이 센 사람도 금세 취해버리는 체질이 됩니다. 항주제를 복용하는 사람이 술을 마시면 격렬한 플러시 반응이 나타나고 끔찍한 경험을 합니다.

항주제는 금주를 유지하고 음주를 예방하는 약입니다. 스스로 금주에 자신감이 붙어도 생활하면서 어떤 일이 일어날지는 알 수 없습니다. 항주제는 '넘어지지 않기 위해 땅을 짚는 지팡이' 같은 존재입니다. 가족을 안심시키기 위해 회식 날에만 항주제를 복용한다는 사람도 있습니다.

금주를 지속하기 위해 가장 먼저 사용하는 약은 렉텍트지만 항주제와 병행하는 것도 가능합니다.

금주 지속 원칙 3 | 금주 지원군(금주 동료)을 만든다

앞에서 절주를 유지하기 위해 절주 지원군(106쪽 참고)이 도움이 된다고 언급했습니다. 금주도 마찬가지입니다. 금주 지원군이 있으면 의지가 됩니다.

의사도 든든한 금주 지원군의 일원이겠지만 여기서는 금주 동료에 대해 이야기해 보겠습니다. 금주 동료는 '금주 유지'라는 공통의 목적을 가지고 서로 공감과 격려를 나누는 따스한 공동체를 말합니다.

일본에는 단주회(단주신생회)나 A.A. 같은 대표적인 금주 자조 그룹이 있습니다. 이러한 자조 그룹은 주민 회관이나 교회 등에서 정기적으로 모임을 개최합니다. 모임에서는 참가자가 한 명씩 돌아가며 술과 관련된 체험담을 이야기합니다.

- 금주해서 좋은 점
- 술 없이 지내기 위한 노하우
- 술을 끊지 못하는 자신에 대한 한심함, 가족을 향한 미안함

이처럼 술과 관련한 것이라면, 어떤 내용이든 자유롭게 1~2시간 정도 이야기를 나누는 모임입니다. 모임에는 다음과 같은 규칙이 있다고 합니다.

- 모임에서 들은 이야기를 다른 곳에서 발설하지 않는다.
- 말하고 듣기만 한다.

'말하고 듣기만 한다.'는 것은 다른 사람의 발언에 평가 또는 의견을 말하거나, 토론하는 것을 금한다는 의미입니다. 참가자는 자기 발언에 비판받지 않습니다. 어떤 이야기를 해도 보호받는다는 뜻입니다.

술을 좋아하는 사람은 대체로 자신이 느끼는 답답한 마음을 말로 표현하는 데 어려움을 느낍니다. 남에게 싫은 소리를 하거나 고민을 털어놓는 것을 나약하고 부끄러운 일이라 여깁니다. 그래서 자꾸만 술을 마시며 스트레스를 자기 내부에서 해소하려고 합니다.

자신의 고민을 타인에게 말하는 것은 술을 마시는 것과 정반대 행동입니다. 금주 동료는 당신의 이야기에 귀 기울이고 깊이 공감해

줍니다. 당신과 비슷한 경험을 하고, 비슷한 어려움을 이겨낸 사람들이거나 이제부터 이겨내려고 노력하는 사람들이기 때문입니다.

자조 모임에는 20년 또는 30년 이상 금주한 금주 동료들이 있습니다. 이른바 '금주 선배'인 셈이지요.

'어떻게 오랜 시간 금주를 이어왔을까?' '술을 끊고 인생이 어떻게 달라졌을까?' 이런 이야기가 서로의 마음 속에 영양분이 되어 쌓여갑니다.

자조 모임은 회원이 되지 않더라도 참가비를 내면 언제든 참관할 수 있습니다. [A.A. 한국연합은 별도의 참가비 없이 모임에 참관할 수 있습니다. 공개 모임은 누구나 자유롭게 참관 가능합니다. 오른쪽 아래 큐알 코드는 A.A.한국연합 홈페이지 링크입니다. 공개 모임 정보를 얻을 수 있습니다.]

자조 모임에 참가하는 데 부담을 느낀다면 알코올 전문 의료 기관이 운영하는 '금주 데이케어'[데이케어는 낮 동안 클리닉의 다른 환자, 전문 의료진과 함께 지내는 프로그램입니다.]에 참가하는 방법도 있습니다. 여기서는 정기적으로 금주 미팅이 개최됩니다. 자조 모임과 다른 점은 알코올 의존증을 전문으로 하는 의료 관계자가 운영한다는 점입니다. 알코올 의존증에 관한 의학적 지식도 얻을 수 있습니다. 물론 의료 보험이 적용됩니다.

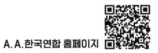

A.A.한국연합 홈페이지

개인 성향에 따라 자조 모임이나 금주 데이케어에 참가하고 싶지 않을 수도 있습니다. 그런 경우에는 SNS를 활용하는 것도 유효합니다. 요즘 많은 사람이 유튜브, 블로그, 트위터, 페이스북, 인스타그램 등을 통해 자신의 금주·절주 생활을 공유합니다. 양질의 정보도 얻고, 댓글을 주고받으면서 SNS상으로나마 자조 모임의 효과를 기대할 수 있습니다. 물론 댓글을 남기지 않고 다른 사람의 게시물을 읽기만 해도 '나는 혼자가 아니다.' '나도 힘내야지!'라는 용기를 얻을 수 있습니다.

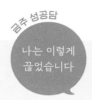

'애주가'에서 '알코올 의존증'으로 가는 길은
일방통행, 보이지 않는 경계를 넘어서면
다시는 되돌아갈 수 없다

아키즈 유타카 씨(가명·62세)
― 남성·매장 디자이너(회사원)·아내와 둘이 생활

유타카 씨의 음주 연대기

18세 | 음주를 시작하다
재수 학원에 다닐 때 친구들과 몰려다니면서 음주를 시작했다.

19세 | 대학 시절, 매일 술을 마시다
미대로 진학해 과제 작업을 하면서 매일 술을 마셨다.

28세 | 혼자 생활하다
본가를 나와 혼자 살아도 음주량은 그대로였다.

**23세 | 취직 후 눈코 뜰 새 없이 이어진 바쁜 나날, 거품 경제 시절이 도래하자
술을 정신없이 마시다**
취직하고 스스로 돈을 벌게 되자 마음껏 술을 마실 수 있었다. 거품 경제 시절답게 퇴근
후에는 동료들과 매일같이 술을 마시러 다녔다.

31세 | 현재 직장으로 이직하다. 회사 경비로 술을 마시다
직장을 옮기고 업무 환경은 달라졌지만, 직장 동료들과 술 마시러 다니는 생활은 그대
로였다. 회사 경비로 매일 술을 마셨다.

43~46세 | 첫 번째 결혼 생활이 파탄나다
결혼 후 거듭 주의를 받고도 술을 끊지 못해서 3년 후 이혼했다.

50세 | 술 때문에 발생하는 문제가 늘어나다
친구 집에서 의식 불명이 되어 구급차에 실려가는 등 술로 인한 문제가 눈에 띄게 발생했다.

52세 | 재혼하다
술을 전혀 마시지 못하는 현재 아내와 결혼했다.

54세 | 알코올 의존증으로 입원한 후 금주를 결심하다
몸 상태가 좋지 않아 여러 병원의 다양한 진료과를 다녔는데, 병명을 알 수 없었다. 마지막으로 간 병원에서 '알코올 의존증'을 진단받고 전문 병원에 3개월 입원하기로 했다. 이때 금주를 결심했다.

55세 | 금주 데이케어에 다니기 시작하다
퇴원한 날 바로 사쿠라노키 클리닉을 방문해 금주 데이케어에 다니기 시작했다.

전처가 거듭 병원 진료를 권했지만
결국 이혼에 이르다

"첫 번째 결혼 생활은 겨우 3년 만에 끝났습니다. 이혼 사유는 술 때문이었고 전부 제 잘못이었습니다. 전처한테는 지금도 정말 미안한 마음뿐입니다." 유타카 씨는 심정을 털어놓았습니다. 결혼 전에도 술을 마시긴 했지만 결혼 생활이 시작되자 전처는 유타카 씨의 매일 같은 폭음에 적잖이 충격을 받았다고 합니다.

"아내가 '병원에 한번 가봤으면 좋겠다.'고 말할 때마다 싸웠습니다. 의사가 술을 끊으라고 할 게 뻔하니까요. '다시는 안 마신다.'는 각서를 쓰고도 지키질 못했습니다. 그런 일이 몇 번이나 반복됐으니 아내가 떠나는 것도 당연하죠."

결혼 생활이 파탄나도 끊지 못한 술과의 인연은 대학 시절로 거슬러 올라갑니다. 미대에 진학한 유타카 씨는 주 2회 제출하는 과제 작업을 할 때마다 술을 마시는 습관이 생겼습니다. 매일 720ml 소주 반병을 한 번에 전부 마셨습니다.

"그 당시 마시던 소주의 도수는 20도 정도였습니다. 맛도 있고, 무엇보다 강한 쾌감을 주었습니다. 창의력이 자

극받아 창작 욕구가 솟구치는 기분도 들었습니다. 하숙
하던 아파트에 같은 대학 친구들이 많이 살아서 주 2~3
일은 친구들 방에서 마셨습니다. 매일 술 마시는 생활은
이때부터 시작됐습니다."

거품 경제 시절,
고급 주점에서 진탕 마시는 나날이 이어지다

"취직하고 얼마 지나지 않아서 거품 경제 시대가 시작
됐습니다. 한 달에 200시간 넘게 야근을 했습니다. 회사
에서 먹고 자고 일하면서 업무의 피로를 달래주는 것은
술뿐이었습니다.

스스로 번 돈으로 술을 마음껏 마실 수 있게 되자 퇴
근길에 혼자서 또는 동료와 매일 술을 마셨습니다.

유타카 씨는 그 후 두 번의 이직을 거쳐 현재 회사로 왔
습니다. 여전히 몹시 바빴고, 퇴근 후 음주 습관도 그대로
지속됐습니다. 밤 11시에 퇴근하면 직장 동료와 식사를
하고 긴자에 있는 술집이나 클럽을 전전했습니다. 막차 시
간까지 술을 마시다 택시로 귀가하는 생활이 반복되었습
니다.

사내 회식 외에 거래처 접대도 있었습니다. 출장도 많았는데 그 지역에서 유명한 술을 마시고 싶어서 일이 빨리 끝나기만을 바랐습니다. 정말로 술 마시는 게 가장 즐거웠습니다. 경비 처리도 되니 아쉬울 게 없었지요. 술 마신 다음 날은 늘 숙취 때문에 머리가 지끈거리고 속이 메스꺼웠지만 업무에 지장은 없었습니다."

친구 집들이에서 과음하여 의식을 잃고 응급실행

유타카 씨는 매년 건강 검진에서 감마 지티피(γ-GTP) 수치를 확인합니다. 남성 표준 수치는 70U/L 이하인데, 유타카 씨는 30대 후반에 150U/L, 40대에는 600U/L로 서서히 높아졌습니다. 가장 높은 수치는 52세 때 1,710U/L이었습니다. [감마 지티피(γ-GTP) 수치의 정상 범위는 남성 10~71U/L, 여성 6~42U/L입니다.]

술과 관련한 사건·사고도 셀 수가 없습니다.

"친구가 새집을 마련해서 축하하는 자리를 가진 날이었습니다. 잔뜩 술을 마시고 잠든 후, 저는 기억이 없는데 입에서 피가 섞인 구토물이 부글부글 흘러나오더니 이불

이며 장판이며 한가득 토했다고 합니다. 의식이 없는 채로 구급차에 실려갔고 다음 날 집중 치료실에서 눈을 떴습니다. 멀리 고향에 계시던 어머니와 친척들까지 오시고 큰 소동이었습니다. 또한 회의 중에 말이 갑자기 어눌해져서 프레젠테이션을 중단한 적도 있습니다. 장 상태가 안 좋아져서 설사가 잦아지는 바람에 통근할 때도 급행 전철은 무서워서 타질 못합니다. 언제 화장실에 가고 싶을지 몰라서 역마다 정차하는 전철만 이용했습니다. 만일의 사태에 대비해 각 역 화장실 위치까지 전부 파악하고 있었습니다. 그런데도 화장실에 도착하기 전 바지에 실수한 적이 두 번이나 있었습니다."

아침부터 술을 마시고 출근하다
얼굴색은 거무칙칙해지고 눈 흰자위는 노랗게

"제일 엉망으로 마실 때는 50대 초반이었습니다. 아침부터 당연하다는 듯이 술을 마시고 출근했습니다. '술 냄새가 난다.'는 말을 들어도 '어젯밤에 너무 많이 마셔서'라고 둘러댔습니다. 퇴근하면 회사에서 3분 거리에 있는 단골 술집의 지정석으로 돌진했습니다. 그리고 집에 와서 또 술을 마시고 자정쯤 정신을 잃듯이 잠드는 나날이 이어졌습니다. 예전부터 어느 정도 어렴풋이 느끼긴 했는데 결국 몸이 버티지 못했습니다.”

유타카 씨의 음주로 인한 컨디션 난조는 더욱 심해졌습니다.

“몸에 힘이 하나도 들어가지 않았습니다. 출근길 계단 오르내리기는 물론이고 걷기도 힘든 상태였습니다. 양팔도 늘 저렸습니다. 그런데 무엇보다 충격적이었던 것은 거울에 비친 제 얼굴이었습니다. 아침에 일어나서 거울을 보니 얼굴색은 거무칙칙하고, 눈 흰자위가 노랗게 탁해졌습니다. 완전히 생기가 없었습니다. 다른 사람에게 이런 얼굴을 보이기가 거북해서 대화할 때 시선을 맞추지도 못했습니다.”

유타카 씨의 증상은 나날이 심해졌습니다. 회의 중에 말이 어눌해지는 것이 잦아지고, 걷다가 넘어져 얼굴이나 머리를 다치는 일도 있었습니다. 결국 유타카 씨는 병원 진료를 결심합니다. 여러 병원을 전전하다가 마지막 병원에서 진단받은 병명은 ‘알코올 의존증’이었습니다.

“대학 병원에서 알코올 의존증으로 진단받았을 때 큰 충격을 받았습니다. 술로 이 지경까지 왔을 줄이야. 그런데 한편으로는 ‘질병이니까 다 나으면 또 마실 수 있겠지.’

라는 생각에 솔직히 안심도 됐습니다."

그러나 유타카 씨는 그런 생각이 얼마나 안일했는지 금방 깨닫게 되었습니다.

"의사 선생님께서 '이제 술은 평생 마실 수 없습니다.'라고 말씀하셨을 때는 나락으로 떨어지는 기분이었습니다. 그리고 '더 마시면 알코올 의존증 환자의 평균 수명인 52세에 생을 마감할 수도 있어요.'라고 덧붙이셨는데, 그때는 다리가 완전히 풀렸습니다. 만약 병원에 오지 않았다면 정말 그대로 죽었을지도 모릅니다."

알코올 전문 병원에
3개월 입원하다

유타카 씨는 54세 때 알코올 의존증 전문 병원에 입원합니다. 입원 전에는 '술 없이도 잠을 잘 수 있을까?' 걱정이 되었습니다. 성인이 된 후로 술을 마시지 않고 잠자리에 든 적이 없었기 때문입니다. 그러나 염려했던 문제는 의외로 쉽게 해결되었고 '술을 마시지 않아도 잘 수 있다.'는 당연한 사실에 놀라면서 입원 생활을 했습니다. 또한 알코올 의존증 공부 모임에서 자신의 병에 대해 알아가며 같은 병에 걸린 환자들과 만났습니다. 이야기와 공감을 나누며 고독감에서 벗어날 수 있었습니다.

퇴원한 날 바로
사쿠라노키 클리닉을 찾아가다

입원 생활을 마치고 퇴원한 유타카 씨는 집으로 가지 않았습니다. 곧장 사쿠라노키 클리닉으로 향했습니다. 그 상태로 회사에 복귀해도 금주를 이어갈 자신이 없었기 때문입니다.

"구라모치 선생님께 '여기에 한동안 다니고 싶습니다.' 라고 말씀드렸어요. 그리고 매일 금주 데이케어에 통원했습니다."

유타카 씨는 자신의 음주 문제를 이야기하는 금주 미팅(195쪽 참고)에도 매일 참여하고, 알코올 의존증에 관한 의학적 지식을 쌓으며 작업 치료, 스포츠 요법, 요가, 스트레칭 수업에도 참여했습니다. 맨정신으로도 잘 생활하기 위해 기초를 다진 거지요.

4개월간 데이케어에 꾸준히 다닌 유타카 씨는 '이제 슬슬 복귀해도 좋을 것 같다.'는 의사의 권유에 휴직했던 회사에 복직을 결심합니다.

이후 7년 넘게 유타카 씨는 술을 입에 대지 않고 금주를 이어가고 있습니다.

유타카 씨가 금주를 결심한 이유는 다음과 같습니다.

이유 1 ··· 알코올 의존을 제대로 이해하다.

유타카 씨는 입원 생활과 데이케어 참여를 통해 알코올 의존증을 제대로 이해하면서 자신의 질병과 마주할 결심이 생겼습니다. 또 자기보다 증상이 심한 입원 환자가 괴로워하는 모습을 보고 알코올 의존증의 무서움을 직접 목격했습니다.

이유 2 ··· 알코올 의존증 환자였던 지인 3명이 목숨을 잃다.

입원 중 알게 된 알코올 의존증 환자 3명이 퇴원 후 다시 술을 마시고 목숨을 잃었습니다. 그중 2명은 유타카 씨보다 한참 어린 남성과 여성이었습니다. 또다시 술에 손을 뻗으면 다음에는 자신이 그렇게 될지도 모른다는 생각이 들었습니다.

"술을 끊은 지금, 건강 상태는 놀랄 만큼 좋아졌습니다. 감마 지티피(γ-GTP) 수치는 42U/L으로 떨어지고 팔

저림도 사라졌습니다. 설사도 하지 않고 계단도 훨씬 수월하게 오르내리고 있습니다. 얼굴색이나 눈 흰자위 색도 원래대로 돌아왔습니다. 당연한 일이지만, 사람과 눈을 맞추고 이야기할 수 있을 정도까지 회복했습니다. 제 몸에 일어난 각종 문제는 모두 술이 원인이었습니다. 요시다 겐코의 고서 《쓰레즈레구사》에는 '술은 모든 약의 으뜸이다.'라는 말 뒤에 '그러나 모든 병은 술에서 온다.'라는 구절이 이어집니다. 저는 오랫동안 '술은 모든 약의 으뜸'이라는 말을 방패 삼아 연일 술을 마셨고 뒤에 오는 구절은 모르는 척했습니다. 그러다 '모든 병은 술에서 온다.'를 직접 몸으로 겪게 되었지요."

금주 미팅에 참여한 사람들의 모습을 보며 예전의 자신을 돌아보다

유타카 씨는 금주한 지 7년이 지난 지금도 월 1~2회 금주 미팅에 꾸준히 참여합니다. 그 이유를 유타카 씨에게 물었습니다.

"술을 끊고 건강해지니 '이제 조금은 마셔도 되지 않을까?'라는 유혹이 찾아올 때가 있습니다. 일단 술이 들어가면 멈추지 못할 것이 뻔하니 '조금만 마실 거면 아예 마시지 않는 편이 낫다.'고 생각합니다. 금주 미팅에서 다양한 사람들의 이야기를 듣고 있으면 예전 제 모습이 겹쳐집니다. 저는 '이제 조금은 마셔도 되지 않을까?'라는 유혹에 넘어가지 않기 위해 모임에 꼭 참석합니다. 혹시라도 유혹에 넘어가서 술을 마셔버리면 건강이 다시 나빠질 테고 정말 생명에 지장을 줄지도 모릅니다. '그것만은 절대 안 된다.'는 마음이 저를 지탱해 줍니다."

유타카 씨는 알코올 의존증의 진정한 두려움을 다음과 같이 표현합니다.

"저는 제가 오랜 시간에 걸쳐서 알코올 의존증으로 발전했다고 생각합니다. 입원을 결정하기 전 몇 군데 전문 병원에서 진료를 받았는데, 전문의 모두 '당신은 알코올 의존증입니다.'라고 단언했습니다. 제가 알코올 의존증이라는 것을 부정할 여지도 없었습니다. 그런데 '언제 내가 이렇게 의존증이 되었을까?'라는 의문이 항상 남습니다. 저도 모르는 사이 의존증의 늪에 두 다리가 깊숙이 빠져버린 거지요. '애주가'와 '알코올 의존증', 그 사이에 있어야 할 경계선이 보이지 않는다는 것, 이것이 알코올 의존증의 진정한 무서움이라 생각합니다. 보이지 않는 경계선은 한번 넘으면 다시는 돌아올 수 없습니다. 이걸 알았다

면 의존증이 되기 직전에라도 되돌아올 수 있었을 텐
데……."

지금도 마트의 주류 판매대 앞에 서서 예전에 즐겨 마
시던 술을 바라봅니다. 특유의 향과 맛, 목 넘김까지 술과
얽힌 여러 추억을 여전히 떠올립니다.

전처와의 약속을 지키기 위해

술에서 벗어난 유타카 씨가 새롭게 찾은 즐거움은 맛집
을 탐방하는 일입니다. 예전에는 애주가를 자처하며 빈속
에도 안주를 적게 먹고, 도수가 강한 술을 즐겼습니다.

"재혼한 지금, 현재 아내는 술을 전혀 못 마시는 사람
이라 다행입니다."

'재혼할 생각이 있다면 부디 아내 될 사람을 슬프게 만
들지 말라.'고 했던 전처의 말이 유타카 씨의 마음에 깊숙
이 새겨져 있습니다.

소중한 사람에게 다시는 상처 주지 않기 위해

이 사람이 절주할 수 있을지 없을지는 '음주 브레이크가 얼마나 손상되었는지'에 달려 있습니다. 현대 의학으로 브레이크의 손상 정도를 객관적으로 평가할 방법은 없지만 절주를 제대로 할 수 있을지 없을지는 해보지 않으면 알 수 없습니다. 1년 이상 절주를 유지 중인 사람도 자신이 언제 폭주할지 모른다는 두려움을 안고 있습니다.

절주 치료가 보급되면서 몇 년째 금주를 한 사람이 자신도 '절주를 시도해 보고 싶다.'고 종종 말합니다. 그럴 때 저는 이렇게 이야기합니다.

"당신이 당신의 '차'를 제대로 운전할 수 있을지 없을지는 해보지 않으면 알 수 없습니다. 그러나 당신에게는 가족이라는 소중한 동승자가 있다는 것을 잊지 마시기 바랍니다."

유타카 씨는 치료를 시작하고 7년 이상 금주를 이어오고 있습니다. 아직 절주 치료가 없던 때라는 점을 차치하더라도 반복적인 음주 실수, 첫 번째 아내와의 이혼, 나빠진 건강 등을 고려할 때 유타카 씨의 금주 결심은 아주 현명한 선택이었습니다.

물론 가끔 술을 마시고 싶은 유혹이 불쑥 찾아오지만 '그때로 돌아가고 싶지 않다.' '소중한 사람에게 다시는 상처를 주고 싶지 않다.'는 마음이 있는 한 유타카 씨는 이겨낼 수 있습니다.

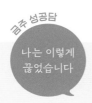

금주 후 등산이 취미가 되다
정상에 오르니 '나도 할 수 있다!'는
성취감을 느꼈다

와타나베 스미레 씨(가명·56세)
— 여성·도서관 사서·남편과 자녀(20세) 1명

스미레 씨의 음주 연대기

20세 | 음주를 시작하다

대학 동아리 모임 등에서 다른 사람과 어울려 떠들썩하게 술을 마셨다.

22세 | 취직 후 자취하며 매일 술 마시는 습관이 생기다

취직과 동시에 자취를 시작했다. 엄격한 어머니에게 해방된 기분을 느끼며 매일 술을 마셨다.

24세 | 교직에 종사했지만 꿈과 현실의 괴리에서 고민하며 폭음이 잦아지다

말이 통하지 않는 상사 밑에서 극심한 스트레스를 받아 음주량이 큰 폭으로 늘었다.

29세 | 결혼 생활이 삐걱거리자 음주량이 더욱 늘다

결혼하고 시댁과의 관계에 어려움을 겪으면서 점차 술에 의지했다.

32세 | 이혼하다

이혼한 후 저녁에 귀가해서 잠들 때까지 계속 술을 마시는 생활이 이어졌다.

35세 | 재혼하다
현재 남편과 직장에서 만나 재혼을 했다.

36세 | 출산하다
출산 후 수유 중에는 술을 멀리했지만, 수유기가 끝나자마자 매일 술 마시는 생활로 되돌아갔다.

38세 | 24시간 술이 깨지 않는 상태가 이어지고 처음으로 병원에 입원하다.
점점 아침부터 술을 찾았고, 24시간 몸속에 알코올이 있는 상태로 지냈다. 대학 병원에서 알코올 의존증을 진단받고 입원했다.

39세 | 두 번째 입원
퇴원 후에도 술을 끊지 못해서 학교를 휴직하고 정신건강의학과에 입원했다.

41세 | 세 번째 입원
연일 음주가 계속됐다. 이번에는 다른 병원에서 진찰을 받고 입원했다. 그곳에서 구라모치 의사와 만났다. 금주회에도 가입했다. 그 후 한 번 실패했으나 이제 금주가 어느정도 궤도에 올랐다.

술은 엄격한 어머니에게서 독립했다는
상징적 존재

"술을 끊은 지 10년이 넘었어요. 지금의 충실한 생활이 가능한 건 술을 끊은 덕분입니다. 알코올 의존증으로 고생하던 시절은 정말 지옥 같았습니다."라고 스미레 씨는 회상합니다.

스미레 씨는 22세에 취직과 동시에 자취 생활을 시작했습니다. 혼자 자유롭게 술을 마시는 것은 엄격하고 간섭이 심한 '어머니로부터 독립한 상징'과 같았습니다.

교직에 종사했지만
꿈과 현실의 괴리로 괴로워하다

스미레 씨의 음주에 가속이 붙은 이유는 또 있었습니다. 스미레 씨는 24세에 이직하여 학교 도서관 사서가 되었습니다.

"도서관은 교실에서 잘 섞이지 못하는 학생이 찾아오는 곳이기도 합니다. 저는 책을 통해서 그런 학생에게 손을 내밀어주고 싶다는 꿈이 있었어요.

그런데 상사는 '당신의 일은 책을 관리하는 것이다. 학생한테는 신경 쓰지 마라.'라는 방침을 내세웠습니다. 꿈과 희망이 산산이 부서지는 기분이 들었습니다. 직장에서 받는 스트레스를 떨쳐버리고 힘을 낼 수 있는 원동력이 필요해서 점점 더 술에 의지했습니다."

스미레 씨는 그때부터 맥주와 칵테일, 와인 1병을 연달아 마시는 생활을 시작했습니다. 음식을 만들면서 술을 마시고, 저녁을 먹었는데도 밤늦게 배가 고파 생라면을 아작아작 먹었습니다. 술 때문에 포만 중추가 완전히 망가졌습니다.

불안정한 결혼 생활에 음주량은 더욱 증가

스미레 씨는 29세에 결혼했습니다. 그러나 시어머니와의 관계가 원만하지 않은 탓에 시댁 쪽의 축복은 받지 못했습니다. 그런 결혼 생활에 고독감과 스트레스는 점점 쌓여만 갔습니다. 밤늦게 귀가하는 남편을 기다리면서 빈 속에 술 마시는 나날이 이어졌습니다. 4리터 대용량 소주를 일주일에 2~3병 비웠다고 합니다.

3년 후 결혼 생활은 끝이 났습니다. 그 무렵, 스미레 씨의 일과는 저녁부터 잠들 때까지 계속 술을 마시는 것이었습니다.

35세 때 스미레 씨는 직장에서 만난 현재의 남편과 재혼을 합니다. 임신을 하고 드디어 행복을 손에 쥔 것 같았지만 술을 끊지는 못했습니다.

"임신 중에 술을 줄이긴 했지만 와인 1잔 정도는 마셨습니다. 술을 전혀 마시지 않은 날은 없었습니다. 태아를 걱정하는 마음보다 술 마시고 싶은 마음이 더 컸으니까요. 이미 음주 브레이크는 망가진 상태였습니다."

수유 중에는 술을 멀리했지만 수유기가 끝나자 원래 상태로 돌아왔습니다. 4리터 대용량 소주를 일주일에 2~3병 비우는 생활로 돌아오는 건 순식간이었습니다.

결국 대학 병원에서 쓰러져 울다

스미레 씨가 금주를 향해 발을 내디딘 계기는 대학 병원에서 진료를 받았을 때였습니다. 몸 상태가 급격히 나빠져서 퇴근길에 간신히 병원을 찾았습니다. 당시 스미레 씨는 하루하루 폭음을 하지 않으면 견딜 수 없었습니다. 이른바 연속 음주 발작 상태였습니다.(62쪽 참고)

"아침부터 술을 마시고 직장에 갔어요. 그리고는 퇴근할 때까지 술을 못 참을 때도 있었습니다. 점심 시간에 은행 일을 보고 편의점에 들러서 캔 칵테일을 사서 마신 후 아무렇지 않게 직장으로 복귀했습니다. 그것이 일상화되자 24시간 술이 깨지 않았습니다. 당연히 몸은 망가지고 있었습니다. 대학 병원에서 처음으로 진찰을 받았을 때가 지금도 생생히 기억납니다."

스미레 씨는 내과 접수처에서 문진표를 받고 '왜 술을 마십니까?'라는 질문을 보자 생각에 잠겼다고 합니다. 첫 번째 결혼 생활의 기억과 하루도 술을 놓지 못하는 자신에 대한 한심함과 괴로운 기분이 한꺼번에 쏟아져나와 단숨에 문진표를 가득 채웠습니다. 그것을 읽은 간호사가 "고생하셨네요. 많이 힘드셨죠."라고 다정하게 말을 건넸습니다. 그 순간 지금까지 억눌렀던 감정의 끈이 툭 끊어졌습니다. 스미레 씨는 "죄송해요. 정말 죄송해요. 술을 끊겠습니다."라고 말하며 흐느꼈다고 합니다.

"사실은 뭔가 바뀌어야 한다는 인식은 전부터 있었어요. 처음으로 제 기분을 제삼자가 이해해 준다는 안도감이 몰려오면서 문제를 직시할 결심이 섰습니다. 그 후 알코올 의존증 진단을 받고 입원을 결심했습니다."

'의지만 강하면 나을 텐데'라는
교장 선생님의 한마디

　대학 병원에 입원하고 일시적으로 술을 끊었지만 금주를 이어가는 일은 그리 쉽지 않았습니다. 스미레 씨는 퇴원한 지 3주 만에 다시 술에 입을 댔습니다. 보다 못한 남편이 진찰을 권했고 이번에는 휴직해서 정신건강의학과에 입원하기로 합니다.

　"휴직 전 교장 선생님이 한 말이 아직도 기억납니다. '술을 안 마시면 되는 문제니까요. 의지가 약할 뿐이니 굳게 결심하면 낫겠죠.'라고 말했습니다. 그 말에서 '정신 차리고 살아라.' '휴직이라니, 배부른 소리다.'라는 뉘앙스가 느껴졌습니다. '못난 사람'이라는 꼬리표가 붙은 것 같았고 마음은 엉망진창이 되었습니다."

　당시 사회는 '알코올 의존증은 병'이라는 인식이 지금보다 더 부족했습니다. 많은 사람이 '알코올 의존증은 본인의 의지만 있으면 쉽게 극복할 수 있는 것, 그저 의지가 약해서 못하는 것'이라고 생각했습니다.

　스미레 씨는 술을 끊고 싶어도 끊지 못하는 자기 자신에게 '못난 사람'이라는 꼬리표를 스스로 붙여왔습니다. 제삼자까지 자신에게 그런 꼬리표를 붙이자 말할 수 없는 비참함을 느꼈습니다.

"정신 병원에서 퇴원하고 복직했지만 술을 끊지는 못했습니다. 늘 취한 상태여서 업무를 제대로 수행할 수 없었습니다. 음주 운전으로 경찰에 체포된 적도 있었습니다."

한계를 느낀 스미레 씨는 '학생들과 동료 선생님들에게 더는 폐를 끼칠 수 없다.'는 생각에 결국 사직서를 제출했습니다.

알코올 의존증을
올바르게 이해하는 것이 중요하다

직장을 그만두고 집에 있는 시간이 늘어나면서 술을 마시기 더 쉬운 환경이 되었습니다. 자포자기의 심정으로 연일 폭음을 이어가던 스미레 씨에게 보다 못한 남편은 '이혼 도장을 찍든지, 전문 병원에 가든지 둘 중 하나를 택하라.'고 진지하게 말했습니다. 곧바로 스미레 씨는 '병원에 가는 쪽'을 택했습니다. 그리고 그 선택이 훗날 스미레 씨의 운명을 크게 바꾸어 놓습니다.

"병원에 입원하고 구라모치 선생님과 만났습니다. 이제껏 다녔던 병원들과는 달리, 알코올 의존증을 올바르게 이해하기 위한 프로그램을 제공하고 있었습니다. 알코올 의존증에 관한 영상이나 책을 보고 매일 감상문을 작성해 선생님께 제출했습니다. 또 프로그램의 일환으로 금주회에도 나갔습니다. 그러면서 알코올 의존증에 관한 지식이 조금씩 쌓였습니다."

스미레 씨는 알코올 의존증을 올바르게 이해하는 것이 얼마나 중요한지 통감합니다.

"알코올 의존증은 평생 낫지 않는 병이라는 걸 알고 충격을 받았습니다. 병이 다 나으면 다시 술을 마실 수 있는 그런 이야기가 아니었어요. 이런 점을 명확하게 받아들이니 평생 금주를 이어갈 각오가 생겼습니다."

언제 다시 덮쳐올지 모르는 술의 유혹

스미레 씨는 3개월 후 전문 병원을 퇴원하고, 클리닉에서 주최하는 금주회뿐만 아니라 체력 기르기 교실에도 참여했습니다. 이런 노력으로 1년 반 동안 금주에 성공했습니다. 그러나 안심한 것도 잠시, 퇴근하는 길에 어디선가 속삭임이 들려왔습니다. '1년 반이나 열심히 금주했으니 자신에게 주는 선물이라 생각하고 오늘은 딱 한 잔만 마셔 봐.'라는 말이었습니다. 결국 스미레 씨는 술의 유혹에 이끌려 칵테일 1캔을 마셨습니다. 다음 날은 2캔, 그 다음 날은 3캔, 결국 술을 멈추지 못하는 상황이 다시 반복되고 연속 음주 발작에 빠졌습니다. 금주회에 참여하고 있었지만, 좀처럼 술을 끊지 못하고 산형 음주 사이클(34쪽 참고)을 반복했습니다.

금주를 결심한 두 가지 이유

이유 1 ··· 금단 증상으로 죽을 고비를 넘기다.

스미레 씨는 연일 음주를 하며 스스로 '위험하다.'라는 생각이 들었습니다. 술을 마시지 않으면 극심한 금단 증상이 나타났기 때문입니다. 자다가 온몸에 경련이 일어나서 이러다 정말 죽는 게 아닐까 무서워졌습니다.

이유 2 ··· 술 마시는 의미를 잃어버리다.

스미레 씨는 술을 마시면 기분이 들뜨고, 술 특유의 맛이 좋았습니다. 그러던 어느 날, 간에 부담이 가서인지 음주 후 기분이 좋아지기는커녕 머리가 아프고 속이 메스꺼워졌습니다. 이렇게 술을 마시고 속만 불편해진다면 음주하는 의미가 없다는 생각이 들었습니다.

그 이후 스미레 씨는 10년 이상 금주해 왔습니다. 한 달에 2번 금주회에 참가하는 것이 금주를 지속하는 데 매우 큰 힘이 된다고 합니다.

"금주회에 들어간 지 15년이 되었습니다. 술을 완전히 끊지 못했을 때도 금주회에 남아 있던 것이 저한테는 정말 큰 도움이 되었습니다. 앞으로 딱 2~3년만 술을 끊으면 '예전의 건강했던 때로 돌아가지 않을까?'라고 안일하게 생각했던 적이 있었습니다. 그런데 금주회에서 저와 비슷한 경험을 겪은 사람들의 이야기를 들으며 스스로를 돌아봤습니다. '나도 그런 실수를 했지, 그런 절망을 겪었지.' 하고 예전 기억이 떠오르기도 했습니다. '나는 확실히 알코올 의존증이다. 이 사실을 잊으면 그때의 지옥으로 되돌아간다.'라고 경고해 주는 곳이 금주회입니다. 그리고 몇 번이나 실패하고 좌절한 저를 포기하지 않고 항상 응원해 준 가족들에게 감사함을 느낍니다."

한때 24시간 술만 생각하던 스미레 씨의 요즘 관심사는 아주 다채롭습니다. 그중에서도 특히 등산의 매력에 푹 빠져 있습니다.

"험한 산길을 오르는 것은 고되지만 눈앞에 펼쳐지는 자연의 근사한 광경에 압도됩니다. 무엇보다 정상에 올랐을 때는 '알코올 의존증인 나도 해냈다.'라는 성취감을 느낍니다. 지금까지 많은 사람이 내게 '못난 사람'이라는 꼬리표를 붙이고, 나조차 그렇게 믿어왔지만 '해냈다.'라는 경험이 쌓일 때마다 그 꼬리표를 하나씩 떼어내는 느낌이 듭니다."

스미레 씨는 요즘 그림책을 읽어주는 자원봉사도 하고 있습니다.

"오래전에 품었던 '책을 통해 아이들 마음에 다가가고 싶다.'는 꿈에도 가까워졌습니다. 일, 취미, 자원봉사로 바쁜 나날을 보내면서 완벽하지는 않지만 지금까지 나름대로 잘해왔다고 생각합니다. 저의 가능성이 커진 것 같습니다."

이제 스미레 씨의 마음에 술이 파고들 자리는 없을 겁니다.

인생은 조금 돌아서 가도 된다

꿈이 좌절되고 결혼에 실패하는 등 삶의 고비를 겪으며 스미레 씨는 알코올 의존증의 늪에 빠졌습니다. 이런 좌절과 실패는 누구에게나 일어날 수 있습니다.

알코올 의존증의 가장 큰 특징 중 하나는 '나는 의지가 약하고 형편없는 사람'이라고 자신을 계속 낮게 평가하는 것입니다. 또한 이 질환을 바라보는 세상의 무지와 편견도 자기 평가를 떨어뜨리는 데 일조합니다. 그리고 점차 이런 굴레에서 벗어날 수 없게 됩니다.

저는 스미레 씨와 앞서 보았던 유타카 씨를 오래 알고 지냈습니다. 현재 두 사람 모두 금주를 이어가며 평범한 사회인으로 생활하고 있습니다. 지금은 두 사람 모두 과거에 심각한 알코올 의존증이었다는 사실을 믿기 어려울 정도입니다.

스미레 씨와 유타카 씨는 제게 존경스러운 친구 같은 존재입니다. 회복이라는 목표를 포기하지 않고 개미지옥에서 살아나온 사람이자 주변에서 받은 도움을 늘 감사하게 생각하는 사람이기 때문입니다.

스미레 씨는 요즘 등산을 비롯해 여러 취미 생활을 하며 인생을 즐깁니다. 그림책 읽어주기 자원봉사도 시작했습니다. '책을 통해 아이들 마음에 다가가고 싶다.'는 스미레 씨의 꿈은 조금 돌아서 왔지만 결국 이루어졌습니다. 아이들에게 둘러싸여 스미레 씨가 책을 읽어주는 광경을 그려봅니다.
분명 책 내용보다 더욱 '소중한 무언가'가 아이들에게 전해
지겠지요.

가족의 도움이 필요합니다

가족이기에 가능한 일들

알코올 의존이 심해지면 '나는 전혀 문제가 없다.' '절주도 금주도 필요 없다.'라며 자신의 상태를 제대로 파악하지 못합니다. 알코올 의존증을 '부정의 병'이라 부르는 이유이지요.

음주자 본인에게 술을 줄일 의지가 없을 때 가족은 무력감을 느낍니다. 아무리 도움의 손길을 내밀어도 전부 '부질없는 짓'이라는 생각이 들기도 합니다.

그런데 정말로 그럴까요?

가족이 할 수 있는 일은 사실 매우 많습니다. 가족은 회복에 가장 중요한 역할을 합니다. 알코올 의존증 환자에게 가족은 생활을 함께하는 가장 가까운 존재이기 때문에 커다란 영향을 줄 수 있습니다.

의존증을 악화시키는 가족의 행동 패턴 4가지

알코올 의존증은 '악순환'을 만들기 쉽습니다.(66쪽 참고) 이는 가족 관계에도 해당됩니다. 걱정에서 비롯되는 가족의 말과 행동이 오히려 음주 문제를 악화시키는 사례도 많습니다.

가장 좋은 지원 방법은 가족 구성원이 세심하게 행동하며 환자의 음주를 유발할 만한 언행을 삼가는 것입니다.

지금부터는 남편이 알코올 의존증인 상황을 가정하고 아내가 주의해야 할 4가지 행동 패턴을 살펴보겠습니다.

행동 패턴 1 지나치게 돌본다

대부분의 아내는 남편이 알코올 의존증이라고 생각하지 않습니다. 남편이 술을 마시고 문제를 일으켜도 '어쩌다 과음한 것뿐' '일하느라 피곤해서' '내가 옆에서 챙겨줘야지.'라고 생각하며 남편을 배려합니다.

알코올 의존증이 진행될수록 남편의 실수는 늘어나고 아내는 뒷바라지하느라 바빠집니다.

- 늦은 밤 인사불성이 된 남편을 직접 집으로 데려온다.
- 술에 취한 남편이 휴대폰이나 열쇠를 잃어버리면 대신 찾는다.
- 현관 앞에서 잠든 남편을 침대로 옮기고 옷을 갈아입힌다.
- 남편 대신 회사에 결근 연락을 한다.

- 술값 때문에 생긴 빚을 남편 대신 갚는다.

이런 행동을 '인에이블링(enabling)'이라 합니다. 또 인에이블링을 하는 사람을 '인에이블러(enabler)'라고 합니다. '인에이블(enable)'은 '할 수 있게 하다.'라는 의미가 있습니다. 알코올 의존증 환자는 주변인을 인에이블러로 만듭니다. 부부의 경우, 배우자가 어느새 인에이블러가 됩니다.

원래대로라면 남편은 뼈아픈 실수를 반복해서 '나는 알코올 의존증이다.'라고 인식해야 합니다. 그러나 인에이블러가 된 아내가 뒤처리를 도맡아 하므로 남편은 태평하게 계속 술을 마시고 자신이 병에 걸렸다는 사실을 깨닫지 못합니다.

행동 패턴 2 비난하고 질책한다

아내가 열심히 돌보며 뒤처리를 해줘도 남편은 술을 끊지 않고 계속 문제를 일으킵니다. 그런 남편에게 아내는 점점 잔소리하고 신경질적으로 화를 냅니다. 아내의 입장과 기분을 고려해 보면 당연한 일이겠지요. 그러나 이런 행동은 남편에게 술 마시기 딱 좋은 빌미를 제공할 뿐입니다.

"아내의 잔소리가 시끄러워서 과음하는 것이다."

"직장도 제대로 다니고 생활비도 꼬박꼬박 주는데 술 좀 마시면 안 되냐."

"좋아하는 술 정도는 마음껏 마시게 해줘라."

이렇게 아내 탓을 하며 남편은 술잔을 기울입니다.

남편의 알코올 의존이 아내의 공격적인 태도를 낳고, 이런 태도가 남편의 음주를 조장하는 악순환이 일어납니다. 그 사이 알코올 의존증은 더욱 진행됩니다.

행동 패턴 3 행동을 관리한다

아내가 남편을 아무리 비난하고 질책해도 남편의 음주는 멈추지 않습니다. 결국 아내는 남편의 행동을 엄격하게 관리하려고 합니다.

- 1회 음주량을 정한다.
- 집에서만 마시게 한다.
- 술병에 사인펜으로 제한선을 긋는다.
- 최소한의 현금만 준다.
- 신용카드를 압수한다.
- 술을 마시지 못하도록 감시한다.
- 지갑 안을 확인한다.

이는 원래 남편 스스로 해야 할 일입니다. 그러나 스스로 '알코올 의존증'이라는 자각이 없는 상태에서 아내가 나서서 관리하려 들면 역효과가 나타납니다.

228

'내가 알아서 조절할 수 있는데 잔소리꾼 아내가 내 행동을 간섭한다.'고 느끼며 아내의 눈을 피해 이제는 술을 몰래 마십니다.

- 집에 오기 전 전철역이나 공원 벤치에서 술을 마신다.
- 퇴근길에 산 술을 다른 음료 통에 옮겨 담아서 집에 가져온다.
- 신발장이나 화장실 수납장 등에 술을 숨긴다.
- 아내에게 들키면 새로운 장소를 물색한다.

아내의 감시는 더욱 매서워지고 남편은 계속 빠져나갈 구멍을 찾으며 그야말로 의미 없는 싸움을 계속합니다.

행동 패턴 4 | 무시한다

비난과 질책을 하고 행동을 관리해도 남편은 술을 먹고 계속 문제를 일으킵니다. 최종적으로 아내는 남편을 무시합니다. 아이들도 늘 취해 있는 아버지를 내심 무시합니다. 남편은 점차 가족에게 불필요한 존재가 되고 가족 내에서 자신의 자리를 잃어버립니다. 이로써 더욱 술에 빠지고 맙니다.

남편을 무시하는 아내는 병원에 함께 내원하거나 가족 상담에 참여하기를 꺼립니다. 의사가 '알코올 의존증이라는 질병에 관해 한 번 설명해 드리고 싶다.'라며 병원 방문을 요청해도 대체로 거절합니다. '왜 그런 사람 때문에 귀중한 시간을 내서 병원에 가야 하나.'

라고 생각합니다. 이렇게 가족은 붕괴되고 이혼할 가능성이 높아집니다.

효과적인 의사소통을 위한 8가지 포인트

알코올 의존증 환자를 바꾸고 싶다면 가족들이 먼저 달라져야 합니다. 더 건강하고 유연하게 사고할 수 있는 사람이 먼저 행동해야 합니다.

앞서 보았던 '가족이 주의해야 할 4가지 행동 패턴'을 참고하면서 알코올 의존증 환자를 대할 때의 의사소통 방식을 세심하게 살펴보고자 합니다.

미국에서 개발한 '커뮤니티 강화와 가족 훈련(Community Reinforcement And Family Training, CRAFT)'이라는 프로그램을 참고하겠습니다. 여기서는 곧바로 실천 가능한 내용을 핵심만 추려서 소개합니다.

남편이 알코올 의존증인 상황을 가정해 보겠습니다.

포인트 1 '나'를 주어로 말하기 (I message)

'나'를 주어로 하는 말하기 방법입니다.

"당신은 술을 끊어야 해."

"당신은 가족을 아예 생각도 안 해."

이처럼 상대방을 주어로 한 말하기 방식은 상대방에게 비난과 질책으로 느껴지기 쉽습니다. '나는 ~라고 생각해.'라는 형식으로 바꿔서 말하면 같은 내용이라도 어조가 훨씬 부드러워지고, 메시지도 정확하게 전해집니다.

 예

"왜 연락도 안 하고 술을 마시고 와? 자기 멋대로네."

↓

"난 당신 연락이 없어서 걱정했어. 서운하네."

예

"술 때문에 사고를 치는 게 대체 몇 번째야. 앞으로 어쩌려고 그래?"

↓

"술 때문에 자꾸 문제가 생기니까 나는 앞으로가 너무 걱정돼."

포인트 2 긍정적으로 말하기

아내는 술을 마시고 사고만 치는 남편을 보면 무심코 부정적인 말이 튀어나올 겁니다. 그러나 부정적인 말은 되려 반감을 부를 뿐입니다. 긍정적인 말하기를 연습해 보세요. '나'를 주어로 말하기와 병용하면 효과가 더욱 뛰어납니다.

예

"왜 늘 그렇게 술을 많이 마시는 거야? 당신처럼 형편없는 사람하고는 밥도 같이 먹기 싫어."

↓

"나는 취하지 않은 당신과 즐겁게 저녁을 먹고 싶어. 재밌게 이야기도 나누고 싶고."

포인트 3 간결하게 말하기

보통 가족끼리 대화를 할 때, 많은 내용을 한꺼번에 전달하려는 경향이 있습니다. 눈앞에 있는 문제뿐 아니라 다른 문제, 지나간 문제까지 다시 끄집어냅니다. 핵심이 되는 내용 1~2개에만 초점을 맞춰서 간결하게 전하는 것이 중요합니다.

예

"오늘은 우리 부모님 결혼기념일이었어. 왜 저녁 식사에 안 왔어? 당신이 우리 부모님을 불편해하는 건 알겠는데 오늘 하루 정도는 시간 내줄 수도 있잖아. 당신은 늘 싫은 일이 있으면 술로 도망치려고 해. 겁쟁이 같으니라고… 그러니 일도 잘 안 풀리는 거야. 요전에 내 친구가 일자리 소개해 줬을 때도 당신은……."

↓

"내가 확실하게 말을 안 했을 수도 있지만, 오늘은 우리 부모님 결혼기념일이었어. 나는 당신이 저녁 식사에 왔으면 했거든. 부모님도 당신 만나기를 무척 기대하셔서."

포인트 4 이유를 설명하기

남편의 요구 사항을 들어주고 싶지 않다면 그 이유를 간결하게 설명합니다. 지금까지 남편을 돌보고, 뒤처리하는 등의 행동 관리를 멈추고 '~한 이유로 이제부터는 이런 일을 하지 않을 거야.'라고 선언합니다. 물론 말하는 방식과 말을 꺼내는 타이밍 등을 세심하게 고려해야 합니다.

예

"지금까지는 당신이 올 때까지 걱정하면서 안 자고 기다렸는데 너무 괴로워. 이제 늦으면 먼저 잘게."

"이제 당신 회사에 결근한다는 연락 대신 안 할거야. 거짓말하기가 힘들어. 앞으로는 직접 연락해."

"당신 어젯밤에 신발을 신은 채로 잠들었어. 당신을 침대까지 옮기는 게 너무 힘들고 내가 비참한 기분이 들어서 괴로워. 그래서 이불만 덮어준 거야."

포인트 5 공감하면서 응원하기

이미 무시하는 단계에 이른 가족이라면 공감하고 응원해 주기가 결코 쉽지 않겠지요. 그러나 가족이 보내는 공감과 응원은 알코올 의존증 환자를 바꿀 수 있는 엄청난 위력을 발휘합니다. 한마디만 덧붙여도 가족끼리 하는 의사소통이 한층 수월해 집니다.

예

"술 끊겠다더니 또 마시네. 대체 약속을 몇 번이나 깨뜨려야 속이 시원하겠어? 병원 진료도 예약해 놨는데 멋대로 취소해 버리고 대체 어쩔 작정이야?"

↓

"술을 끊기가 힘들다는 건 나도 잘 알겠어. 병원에 가기 싫은 마음도 알 것 같고. 근데 가족 관계가 지금보다 더 나빠지지 않도록 진찰을 받아봤으면 좋겠어. 당신을 이해할 수 있도록 나도 노력할게."

포인트 6 | 몰아붙이지 않기

가족의 태도가 포인트 1~5와 같은 방식으로 바뀌면 알코올 의존증 환자에게 변화가 나타납니다. 자신의 음주 문제를 더는 외면하기 어렵기 때문입니다.

다만, 주의할 점이 있습니다. 심리적으로 궁지에 몰리면 변화에 대한 저항으로 돌발적인 폭력 행동을 보이는 경우가 있습니다. '시끄러워!' '닥쳐!' '듣기 싫어!'와 같은 반응을 보인다면 아직 이르다는 신호로 받아들여야 합니다. 본인 스스로 변화하기 위한 마음의 준비가 되지 않아서 나타나는 반응일 수 있습니다.

이때 지나치게 몰아세우면 역효과가 나타납니다. 음주를 막기는 커녕 음주를 조장하는 결과를 초래하기도 하므로 한발 물러설 줄 아는 판단력이 필요합니다.

→ '조금만 더 들어봐.'라고 말하고 싶은 순간을 이겨내고 한발 물러섭니다.

예

아내 "당신에게 하고 싶은 말이 있어."

남편 "뭔데?"

아내 "괜찮은 병원을 찾았어."

남편 "병원이라니? 또 그 얘기야? 어차피 또 술 이야기잖아."

아내 "의사 선생님이 정말 좋대. 이야기도 잘 들어주고 개인에게 맞는 치료법을 추천해준대."

남편 "그 이야기는 됐어. 듣고 싶지 않아. 나중에 해. 오늘은 모처럼 일찍 들어왔으니까."

→ 여기서 아내가 '그래도 내 말을 조금 더 들어봐.'라고 계속하면 남편은 화를 내거나 술을 마시기 위해 나가버릴 수도 있습니다. 남편이 보내는 사인을 놓치지 마세요. 한발 물러섰다가 다음 기회

를 기다려야 합니다.

아내 "알았어. 오늘은 하지 말자. 그래도 내가 당신을 정말 많이
　　　걱정한다는 건 알아줘."
남편 "그건 알지. 기분 좋을 때 다시 이야기하자."

포인트 7 　때로는 물리적으로 떨어져서 지내보기

아무리 조심해도 같은 공간에 있으면 화가 치밀어 오를 때가 있
겠지요. 같은 공간에 있으면 잔소리를 하고 싶어도 참다 보니 아예
말을 섞지 않는 상황도 발생합니다. 이런 상황에서는 물리적으로
거리를 두는 것이 도움이 되기도 합니다. 거리를 둘 때는 그 이유를
당사자에게 반드시 설명합니다.

예

"술에 취한 당신과 있으면 내가 너무 괴로워져. 지금은 잠시 떨어
져 있는 편이 좋을 것 같아. 옆 방에서 음악 듣고 있을게."

"나는 술 마시지 않는 당신과 살고 싶어. 당신이 술을 끊으려면
어떻게 해야 할지 함께 이야기하고 싶어. 근데 지금 당신은 술을 마
셨으니 냉정하게 대화하기 힘들어. 나도 속상해서 당신한테 부드럽
게 말할 자신이 없어. 같이 있으면 싸울 것 같으니까 오늘은 친정에

서 자고 올게."

포인트 8 │ 음주와 무관한 행동을 칭찬하기

알코올 의존이 진행되면 건강, 가족, 일, 취미보다 알코올이 가져다주는 쾌락이 가장 우선시됩니다.(20쪽 그림 참고) 반대로 말하면 알코올 의존에서 회복하는 것은 건강이라는 행복, 가족과 함께하는 시간의 즐거움 등 '정말로 소중한 것(삶의 가치)'을 되찾는 일입니다.

그런데 오랜 시간 알코올에 찌든 뇌는 음주 외의 행동으로 얻는 즐거움과 행복을 잊어버립니다. 이것을 뇌에 다시 새겨넣기 위해서는 '음주와 관련 없는 행동'을 칭찬하면 효과적입니다.

"이렇게 가족이 모여 저녁을 먹을 수 있어서 정말 행복해."
"같이 장 보러 나와줘서 고마워."
"당신이 고른 영화 정말 재밌었다. 그치?"

'지금까지 문제만 일으켜서 도저히 칭찬할 마음이 들지 않는다.'는 가족이 있을지도 모릅니다. 그러나 칭찬은 알코올 의존증 환자의 사고방식과 행동을 변화시키는 데 엄청난 힘을 발휘합니다.

104쪽에서 절주하는 자신을 칭찬하는 행동의 효과를 언급했습니다. 하물며 가족에게 칭찬을 받는다면 더없이 기쁘지 않을까요?

절주·금주 성공을 위한
'깨달음'

모든 것은 술 때문이다?

마지막으로 절주·금주를 오래 유지하기 위해 알아두어야 할 점을 짚어보고자 합니다. 여기서 다시 한번 술을 '상냥한 악마'로 비유하겠습니다. 절주·금주를 이어가려면 이 악마의 특징을 파악하고, 그 마력으로부터 자신을 지켜낼 대책이 필요합니다. 그리고 해야 할 일이 한 가지 더 있습니다. 자신을 찬찬히 들여다보는 작업입니다.

그저 모든 게 술 탓일까요? 자신에게 술이라는 악마가 파고들기 쉬운 성향 또는 특징이 있어서 표적이 되었을지도 모릅니다. 자신의 성격, 인간관계를 맺는 방식, 인생관이나 가치관, 감정 변화, 삶의 목표 등 지금까지 살아온 방식을 되돌아봅니다. 술을 마시는 행위는 자신의 삶과 깊이 연결되어 있습니다. 술이라는 적을 파악하는 동시에 자신의 내면을 찬찬히 살펴봐야 합니다.

자신의 '성향' 파악하기

앞에서 언급했듯이 술에 의존하는 사람 중에는 '우수한 사람'이 상당히 많습니다. 반대로 말하면 우수한 사람의 삶에 술이 파고들 여지가 크다고도 볼 수 있겠지요. 구체적으로는 아래와 같은 성격을 가진 사람들입니다. 마음에 짚이는 부분이 분명 있으리라 생각합니다.

● 과잉 적응

주변 환경에 맞춰서 살아가는 '적응'의 정도가 지나치면 '과잉 적응' 상태가 되고, 이는 스트레스가 쌓이는 원인이 됩니다. 또한 술의 표적이 될 확률이 높습니다.

과잉 적응하는 사람은 자신의 의견을 억누르며 타인을 지나치게 신경 씁니다. 또한 분위기를 빨리 파악하고, 주변 사람들의 기대에 상응하는 행동을 하고자 맡겨진 일을 빈틈없이 해냅니다. 결과적으로 주변 사람들의 기대는 더욱 커지고, 많은 일을 떠맡게 됩니다. 주변에서 요구하는 수준도 자연히 높아집니다.

과잉 적응은 타인에게 미움받는 것에 대한 두려움에서 비롯합니다. 그래서 불평이나 불만, 거절의 말을 잘하지 못합니다. 이런 사람은 사실 타인을 향한 불안과 공포가 몹시 강한데도 사교적이라는 평가를 받습니다. 그럴수록 마음은 지칠 대로 지치고 스트레스는 쌓여만 갑니다. 자기 자신을 한계치까지 몰아세우면 몸과 마음이 소진되어 '부적응' 상태에 빠지는 경우도 있습니다.

이때 술이라는 '상냥한 악마'가 평안과 위로를 건넵니다. 스트레스 해소 방법이 음주라는 행위에만 편중되면, 악마는 더 깊숙이 들어와 삶을 통째로 지배하려 합니다. 그토록 남을 배려하던 사람이 남에게 민폐를 끼치는 부적응자로 변해갑니다.

현대 사회에서는 과잉 적응이 미덕으로 여겨집니다. 그러나 과잉 적응은 알코올 의존증, 우울증과 같은 정신 질환을 유발할 위험 또한 동반한다는 점을 명심해야 합니다. 과잉 적응하는 태도를 바꾸기 위해서는 미움받을 용기, '아니요.'라고 말할 용기가 필요합니다. '감당하기 어려운 일은 부드럽게 거절하기' 등 자기 자신을 지키는 기술을 익혀나가야 합니다.

● 부정적인 생각

술을 좋아하는 사람 중에는 맨정신일 때 '자신의 삶을 부정적으로 생각하는 사람'이 많습니다. 이런 사람은 강한 불안감을 느끼며 모든 것을 나쁜 방향으로 생각합니다.

"내일 발표가 순조롭게 진행되지 않으면 어쩌지?"

"회의 중에 대답하기 어려운 질문을 받지 않을까?"

이런저런 걱정이 지나쳐서 전날 잠을 이루지 못하기도 합니다. 이런 사람은 실패가 두려워서 사전 준비에 최선을 다합니다. 결과적으로 실수가 적고 좋은 성적을 거두기에 우수한 사람이라고 평가

받습니다. 이처럼 부정적인 생각이 기반이 되어 긍정적인 결과를 낳기도 합니다.

그러나 평가가 좋아질수록 '다음에는 실패하면 어쩌지?'라는 불안감이 더욱 강해집니다. 술은 이런 불안감을 진정해 줍니다. 술을 마셔야 비로소 '긍정적 사고'가 가능해지는 것이지요.

알코올 의존이 진행될수록 과음은 잦아집니다. 업무상 실수도 눈에 띄게 나타납니다. 우수했던 사람이 조금씩 '형편없는 사람'으로 변해갑니다.

지나치게 부정적으로 생각하는 습관을 바꾸려면 '어떻게든 된다.' '실패해도 죽지 않는다.'라고 되뇌는 방법이 효과적입니다. 긍정적으로 생각하는 연습을 꾸준히 해야 합니다.

● 회피적 성향

곤란하거나 어려운 일이 있으면 누구나 그 상황을 회피하거나 도망치고 싶어합니다. 술에 취하면 일시적으로 그런 일들을 잊어버릴 수 있기에 힘든 순간에 마시는 술은 알맞은 도피처가 됩니다. 적당한 도피는 나쁘지 않습니다. 그러나 매일같이 술로 도망쳐 술기운이 넘쳐나는 세계에서 벗어나지 못하는 사람도 있습니다.

또한 도박, 온라인 게임 등에 의존하는 행위도 도피의 일종입니다. 이처럼 의존성이 강한 도피의 경우, 시간을 정해놓고 지나치게 의존하지 않도록 주의해야 합니다. 도망치고 싶은 생각이 강하게 들 때는 달리기, 근력 운동하기, 여행 가기, 누군가에게 고민을 털어놓기 등 건강한 도피처를 선택하는 것이 현명합니다.

물론 현실적으로 피할 수 없거나 직면할 수밖에 없는 일도 있습니다. 그때는 모든 일을 한꺼번에 정리하려 하지 말고 할 수 있는 일부터 하나씩 처리하는 끈기가 필요합니다.

● '원칙'을 고집하는 사고방식

이는 '모든 일은 이렇게 되어야만 한다.'는 사고방식을 말합니다. '논리적으로 생각한다.' '원칙을 고집한다.' '정의를 관철한다.' '절차를 따진다.'라고 바꿔서 표현해도 좋겠지요. 그러나 세상에는 정론만으로 명확하게 구분 짓기 어려운 일이 무척 많습니다. 납득할 수 없는 일을 강요받고, 따를 수밖에 없을 때 인간은 분노라는 감정을 느낍니다.

술을 좋아하는 사람은 원칙을 고집하는 사고방식에 사로잡히기 쉽습니다. 한편으로는, 남에게 미움받는 것을 두려워하는 과잉 적응도 함께 가지고 있습니다. 분노라는 감정을 표출했다가 남에게 미움받는 것이 두려우므로 자기 내부에서 분노를 억누릅니다.

이때 '상냥한 악마'는 '당신이 옳아요.' '세상 사람이 멍청한 거죠.'라고 달콤하게 속삭입니다. 악마는 당신의 전부를 긍정합니다.

습관적으로 폭음하는 사람은 취하면 주변 사람에게 자신의 가치관과 정당성을 강요하는 경우가 많습니다. 맨정신일 때는 타인을 두려워하지만 술에 취하면 두려움이 없어집니다. 그야말로 안하무인이 됩니다. 술자리에서 상사나 동료에게 시비를 걸고, 가족에게도 실수나 결점을 지적하며 왈가왈부합니다. 대인 관계에 문제점이 현저하게 늘어납니다.

자기 자신이 옳다고 생각하는 원칙이 있듯이, 다른 사람에게도 그 사람만의 원칙이 있습니다. 다양한 가치관을 인정하는 '마음의 크기'를 넓혀갈 필요가 있습니다.

● '흑 아니면 백'이라는 극단적 사고

술을 좋아하는 사람 중 상당수는 '흑 아니면 백'이라는 흑백론으로 판단하는 경향이 강합니다. 타인을 평가할 때도 '올바른 사람 아니면 그릇된 사람' '좋은 사람 아니면 나쁜 사람' '내 편 아니면 적'이라고 극단적으로 구분 짓습니다. 중립은 없습니다. '100 아니면 0' '선 아니면 악'이라는 식입니다.

그러나 세상에는 딱 떨어지지 않는 '모호한 것'이 존재합니다. 한 사람의 인격 안에도 흑과 백이 혼재합니다. '흑 아니면 백'이라는 극단적 사고방식은 사물을 중립적으로 판단하지 못합니다. 모호한 것을 용납하지 않습니다. '저 사람은 나쁜 사람'이라고 단정 짓고 분노를 느낍니다.

술은 '흑 아니면 백'이라는 극단적 사고의 윤곽을 더욱 흐릿하게 만듭니다. 한낮의 태양 아래서는 모든 것이 너무도 선명히 보여서

도망칠 곳이 없지만 술기운이 오르면 풍경이 달라집니다. 마치 해질 녘 어둠이 몰려오듯이 모든 것의 경계가 흐릿해지고 어쩐지 정겨운 느낌마저 들고, 분노라는 감정도 흐려지고 옅어집니다.

절주·금주를 한다는 것은 맨정신으로 살아가는 것입니다. 이는 흑백론에서 벗어나 '흑과 백이 혼재하는 세상을 온전히 바라본다.'는 의미입니다.

● 자기중심적 사고

술을 좋아하는 사람 중에는 '타인에게 기대지 않는다.' '약한 소리 하지 않는다.' '불평하지 않는다.'를 삶의 미학으로 여기는 사람이 많습니다. 이른바 '남의 힘을 빌리지 않고 내 힘으로 인생을 개척했다.'는 자부심이 큰 '자수성가형'입니다. 이들 중에는 사회적으로 높은 평가를 받고 인격자로서 존경받는 사람도 있습니다. 그렇다고는 하나, 사람은 타인에게 의지하지 않고는 살아갈 수 없는 존재입니다.

실제로 가까운 특정 사람에게 의지하고 있으면서 그 사실을 깨닫지 못할 때가 많습니다. 예를 들면, 사회적 지위가 높고 업무를 잘하더라도 세탁이나 정리 정돈 등과 같은 생활 관리는 배우자에게 전부 맡기는 사람이 있습니다. 이때 대부분은 배우자에게 의지하고 있다는 사실과 자신의 자기중심적 성향을 스스로 인식하지 못합니다.

술은 자기중심적 성향을 강하게 유발하는 약물입니다. 의존이 진행될수록 점차 남의 기분을 개의치 않게 됩니다. 자신의 쾌락만이 중요해서 '내가 번 돈으로 내가 술을 마신다는데 뭐가 문제냐!'고 발끈합니다. 술 때문에 심각한 문제를 일으켜 가족에게 도움을 받고서도 '내가 돈을 버니까 그 정도는 당연하다.'라고 말합니다.

절주·금주를 지속해도 자기중심적 사고는 습관으로 오래 남습니다. 설령 술을 끊었다고 해도 다른 사람들에게는 '금주에는 성공했지만 꼴 보기 싫은 사람'이 될 뿐입니다. 이것은 다시금 술의 유혹에 빠지는 징조가 될 수 있겠지요. 아래 항목을 참고해 자기중심적 사고를 스스로 판단해 봅니다.

❶ '~해주지 않는다.'가 입버릇으로 남았는지 살펴본다.

자기중심적 성향이 강하게 남아 있으면 남의 도움을 당연하게 여깁니다. 자신이 기대했던 것만큼 상대방이 도와주지 않으면 '나는 이렇게 노력하는데 도와주지 않는다.'며 서운해합니다. '해주지 않는다.' '인정해 주지 않는다.' '친절하게 대해주지 않는다.' 등 '~해주지 않는다.'고 말을 반복하는 사람은 그냥 입버릇입니다. 이런 버릇을 가지고 있으면 술의 표적에서 벗어날 수 없습니다.

❷ 어리광이 몸에 배지 않았는지 돌아본다.

토라지거나 금세 뾰로통해지는 등 걸핏하면 어리광을 부리는 사람이 있습니다. 자신의 언동을 돌아보고 자기중심적 태도를 살펴보세요.

● 현재 자신의 모습을 이상적으로 받아들이지 않는다

애주가 중에는 노력가가 많습니다. '자신이 바라는 이상적 자신'을 향해 노력하므로 업무에서도 훌륭한 성과를 냅니다. 조직에서 출세하는 사람, 해당 분야에서 유명한 사람도 많습니다. 앞서 언급한 '자수성가형'과도 겹칩니다.

노력은 현대 사회에서 미덕으로 여겨집니다. 그러나 '불완전한 자신' '있는 그대로의 자신' '자연스러운 자신'을 인정하고 싶지 않다는 의미이기도 합니다. 사람은 '불완전한 자신'을 견디지 못해 노력하는 존재이니까요.

이런 사고방식이 극단적으로 치달으면 앞에서 언급한 원칙주의와 흑백론을 비롯하여 다음과 같이 생각하기 쉽습니다.

- 내가 바라는 '나는 이런 모습이어야 한다.'고 생각하며 그 목표에 도달하지 못하면 열등감과 좌절감을 느낀다.
- '성공한 자신(백)' 아니면 '성공하지 못한 못난 자신(흑)', 둘 중 하나뿐이다.
- 어떤 일에 실패하면 '나는 형편없는 사람'이라고 극단적으로 생각하고 우울 상태에 빠진다.

이때 '상냥한 악마'는 꿈을 꾸게 합니다. 술기운이 만들어낸 세계에서는 누구나 완전무결한 슈퍼맨 또는 슈퍼 우먼이 됩니다. 그러나 현실에서는 그렇지 않습니다. 술에 의지할수록 더 많은 문제가 발생하고 '이상적인 자신의 모습'과는 점점 더 멀어집니다. 결국에는 그저 술에 취해 '나는 대단한 사람이다.'라고 큰소리치는 '못난 사람'이 되어버립니다.

● 무언가에 깊이 몰두하는 성향

무언가에 깊이 몰두하는 것은 집중하는 성격에서 비롯되며 흥미가 있는 것에 과하게 몰두하는 성향을 말합니다.

높은 집중력은 현대 사회를 살아가는 데 바람직한 특징입니다. 자신이 종사하는 분야에서 성공할 확률도 높아집니다. 다만, 집중력이 과하게 높으면 신경 흥분이 좀처럼 가라앉지 않습니다. 늘 무언가를 하지 않으면 성이 차지 않는 사람도 있습니다. 그런 사람에게 술은 긴장 상태를 '온(on)'에서 '오프(off)'로 전환하는 스위치 역할을 합니다. 긴장 없이 느긋하고 여유로운 상태를 유지하기 위해 술에 빠지는 것이지요.

그런데 문제는 '몰두'의 대상이 술에 한정되지 않는다는 점입니다. 일, 도박, 쇼핑, 게임, 연애, 성 등 온갖 의존증이 생기기 쉽습니다. 그 결과 과로사, 빚·자기 파산, 은둔형 외톨이, 이혼·가정 붕괴 등 중대한 문제가 발생하기도 합니다.

마음 깊숙한 곳에 있는 '외로움'과 '허무함' 알아채기

본래 사람은 태어날 때부터 '고독한 존재' '외로운 존재'입니다. 아무리 유대가 끈끈한 가족과 친구가 있어도 세상을 떠날 때는 누구나 혼자일 수밖에 없습니다. 그리고 사람은 '유한한 존재' '허무한 존재'입니다. 아무리 훌륭한 직업을 가지고, 유명해도 그 사람이 존재했다는 사실과 이뤄낸 성과는 언젠가는 세상에서 잊히고 사라져버립니다.

이런 사실을 받아들이기란 결코 쉬운 일이 아닙니다. 어릴 때는 자신이 '고독한 존재' '유한한 존재'라는 사실을 깨닫지 못합니다. '누구에게나 사랑받는 존재' '영원히 죽지 않을 대단한 존재'라고 믿습니다. 이를 '일체감 환상' '만능감(전능감) 환상'이라고 합니다.

어른이 되고 현실에 치이면서 이런 환상은 대부분 사라집니다. 그러나 일부 사람은 어른이 되어서도 환상을 내려놓지 못하고 자신의 외로움과 허무함을 외면합니다. 이런 사람은 자기애적 환상을 유지하기 위해 주로 다음과 같은 성향을 방패로 삼습니다.

첫 번째는 '특정 성향'입니다.

- 과잉 적응하는 사람은 미움받는 것을 극도로 두려워하며, 자신의 외로움과 직면하지 않으려고 무의식중에 노력한다.
- 약한 소리 하기를 꺼리며 뭐든지 자기 혼자 힘으로 해내려 한다. 그러나 사실은 타인에게 기대고 싶은 마음을 억누르며 '나

는 외롭지 않다.'라고 강한 척하는 것이다.

- 이상적인 자신이 되기 위해 끊임없이 노력하면서 외로움과 허무함을 외면한다. 불완전한 자기 자신을 받아들이지 못하고 '나는 대단한 존재'라고 철없는 '만능감 환상'에 집착한다.

두 번째는 어떤 물질이나 행위에 흠뻑 빠지는, 이른바 '취하기'입니다. 대표적인 것이 바로 술입니다. 술은 자신이 '고독한 존재'임을 잊게 해줍니다. 술에 취해 왁자지껄한 분위기 속에서 사람은 '나는 모든 사람에게 사랑받는 존재' '우리는 마음이 통하는 사이'라는 '일체감 환상'을 느낍니다. 혼자 마실 때도 취하면 취할수록 외로움을 잊게 됩니다.

술은 '만능감 환상'도 불러옵니다. 별다른 노력 없이도 술기운만 있으면 '나는 대단한 존재'라고 생각할 수 있으니 술에 빠지는 것이 어쩌면 당연할지도 모릅니다.

다음과 같은 의존증도 마찬가지입니다.

- 연애, 성 → 연애나 성에 집착해서 '일체감 환상'을 얻으려 한다.
- 일 → 일 잘하는 자기 자신에 취해 허무함을 외면한다.
- 도박·게임 → 크게 이겼을 때 '만능감 환상'을 얻을 수 있다.
- 쇼핑 → 원하는 것을 얻는 순간 '나는 대단한 사람'이라고 느낀다.

의존증에서 회복하려면 자기 성향을 정확히 분석하고, 자기 안에 존재하는 외로움과 허무함을 인식해야 합니다. 이는 자신이 '고독한 존재'이자 '유한한 존재'라는 '쓸쓸한 사실'을 맨정신으로 받아들이는 일입니다.

새로운 삶의 방식을 발견하기

● 타인에게 감사한 마음

술에 취하면 자기중심적 사고에 더 쉽게 빠집니다. '이 사람이 내게 도움이 되는 존재인지 아닌지'를 판단해 주변 사람들을 이용하려고 합니다.

절주·금주를 지속하면 조금씩 주변 사람들에게 고마움을 느낍니다. 배우자, 부모님, 자녀, 형제, 친구, 회사 동료 등 주변에 있는 수많은 사람이 지금껏 자신을 지탱해 주었다는 것을 깨닫게 됩니다.

자신의 외로움과 허무함을 인식하면 타인의 외로움과 허무함도 알게 됩니다. 자기뿐만 아니라 남도 '고독한 존재'이자 '유한한 존재'입니다.

사람은 남과 하나가 될 수 없는 존재입니다. 안타깝지만 '일체감 환상'은 환상에 지나지 않습니다. 물론 일체감 환상은 우리 사회에서 전혀 낯설지 않습니다. 이를테면 성행위는 생식적 의미 이상으로 일체감 환상을 느끼게 합니다. 연애나 결혼도 마찬가지입니다.

그러나 아무리 사랑하는 사람이라도 언젠가 이별의 순간은 반드시 찾아옵니다.

절주·금주는 사람과 사람이 어떻게 함께 살아가야 하는지 고찰하게 합니다. 사람은 서로를 이해하고 인정하면서 격려해줄 수 있는 존재입니다. 서로가 '고독한 존재' '유한한 존재'임을 인지하고 도우면서 살아간다는 것을 자각해야 합니다.

그리고 그 자각으로부터 비로소 감사의 마음이 생겨납니다.

뭐든 혼자 해냈다고 믿었던 사람이 서서히 타인에게 '고마워할 줄 아는 사람'으로 변해갑니다. 출세하는 것, 유명해지는 것, 돈을 많이 버는 것이 인생의 목표였던 사람이 자신에게 주어진 유한한 시간과 능력 안에서 '타인에게 무엇을 해줄 수 있을까?'를 고민합니다.

● 오늘이라는 하루의 소중함

이상적인 자신이 되기 위해 부단히 노력하는 사람에게 술은 공과 사적으로 활용하기 좋은 도구가 될 수 있습니다. 자신의 꿈을 실현하기 위해 술이라는 편리한 차를 종횡무진 이끌고 다니다 보면, 결국 차의 브레이크가 고장 나기 마련입니다. 경우에 따라서 이제는 차를 타지 않거나 폐차를 해야겠지요.

절주·금주를 시작한 초기에는 엄청난 불안과 강렬한 초조함이 몰려옵니다. 그러나 맨정신으로 있는 시간이 점차 늘어날수록 시간이 소중하게 느껴집니다. 머리 위로 펼쳐진 푸른 하늘과 이마를 스치는 바람의 상쾌함, 길가에 핀 이름 모를 꽃의 아름다움, 옆에 함께 있는 가족의 행복한 모습. 지금껏 잊고 있던 소중한 것들이 이제야 보입니다.

사람은 떠나는 순간을 알 수 없습니다. 바로 내일 죽을지도 모르는 존재입니다. 오늘이라는 하루는 어쩌면 인생의 마지막 날일지도 모릅니다. 술에 취해 멍하니 보내기에는 유한하고도 귀중한 시간이 너무도 아깝지 않은가요? 맑은 정신으로 살아가는 것은 다시는 오지 않을 오늘 하루를 정성껏 살아간다는 의미입니다.

절주·금주하면 '인생의 길'이 보인다

이제는 절주·금주가 '커피처럼 단순한 기호품을 끊는 것'과 어떻게 다른지 이해할 겁니다.

술은 '인생' 자체와 깊숙이 연결되어 있습니다. 생활 습관, 스트레스, 인간관계, 가족 관계, 업무 방식, 취미, 경제적 상황, 성장 배경, 열등감·좌절감, 꿈·희망, 외로움·허무함 등 삶에서 마주하는 모든 것이 술과 관련이 있습니다.

지금껏 인생을 살아오면서 이겨내기 힘든 문제들을 만났을때 술이라는 '상냥한 악마'가 당신의 눈에 그 문제가 보이지 않도록 가려주었을 겁니다.

그런데 이제 악마는 무시무시한 이를 드러내며 다가옵니다. 어쩌면 파멸만이 남아 있는지도 모릅니다. 절주·금주는 이제껏 술의 힘으로 회피해 온 자신의 문제를 직시하는 일입니다. '술과 함께였던 오랜 생활 습관'을 점검하고 '새로운 삶의 방식'을 찾아가는 일이기도 합니다.

술을 포기하기가 때로 힘들겠지만, 그 일련의 작업이 '인간적으로 성장하고 성숙해 나가는 과정'이라는 사실을 꼭 기억하기 바랍니다.

[주요 참고 사이트]

알코올 의존증
- 서울아산병원
  https://www.amc.seoul.kr/asan/healthinfo/disease/diseaseDetail.do
  ?contentId=31577
- 서울대학교병원
  http://www.snuh.org/health/nMedInfo/nView.do?category=DIS&medi
  d=AA000350
- 보건복지부 절주온 홈페이지
  https://www.khepi.or.kr/alcoholstop

순 알코올양과 드링크 단위
- 음주 표준잔
  http://bgnmh.go.kr/checkmehealme/bbs/bbsView.xx?catNo=2&idx=3
- https://www.mk.co.kr/news/it/10477046

국내 성인 음주 현황
- 서울대학교 의과대학
  http://hqcenter.snu.ac.kr/archives/jiphyunjeon/
  %EC%9D%8C%EC%A3%BC

적정 음주량
- 식품안전나라 생애주기별 정보
  https://www.foodsafetykorea.go.kr/portal/board/boardDetail.do?me
  nu_no=4847&bbs_no=bbs039&ntctxt_no=22494&menu_grp=MENU_N
  EW03
- 중독 바로알기 적정 음주량
  https://www.bgnmh.go.kr/checkmehealme/bbs/
  bbsView.xx?catNo=2&idx=8
- 한국인 적정 음주량
  https://hineca.kr/1963

날메펜

— 환인제약 날메펜 독점 계약 기사-의약뉴스(2007)
  http://www.newsmp.com/news/articleView.html?idxno=36509

렉테트

— https://www.kegg.jp/medicus-bin/japic_med?japic_code=00061369

저칼륨혈증

— https://www.amc.seoul.kr/asan/mobile/healthinfo/disease/diseaseD
  etail.do?contentId=32306

말로리-바이스 증후군, 토혈

— https://www.amc.seoul.kr/asan/healthinfo/disease/diseaseDetail.do
  ?contentId=32106

오늘부터 술을 줄이겠습니다!

마셔볼 만큼 마셔본 자를 위한 기적의 금주·절주 비법

1판 1쇄 펴낸 날 2024년 1월 19일

지은이 구라모치 조
옮긴이 최화연
주간 안채원
책임편집 장서진
편집 윤대호, 채선희, 윤성하
디자인 김수인, 이예은
마케팅 함정윤, 김희진

펴낸이 박윤태
펴낸곳 보누스
등록 2001년 8월 17일 제313-2002-179호
주소 서울시 마포구 동교로12안길 31 보누스 4층
전화 02-333-3114
팩스 02-3143-3254
이메일 bonus@bonusbook.co.kr

ISBN 978-89-6494-678-7 03510

• 책값은 뒤표지에 있습니다.